国家卫生和计划生育委员会"十二五"规划教材配套教材
全国高等医药教材建设研究会"十二五"规划教材配套教材
全国高等学校器官 - 系统整合教材配套教材

供临床医学及相关专业用

OSBC

生殖系统
学习指导及习题集

主　编　黄　辰　谢遵江

副主编　徐锡金　周劲松　郝爱军　李宏莲

编　委　（以姓氏笔画为序）

丁文龙·上海交通大学医学院　　　周劲松　西安交通大学医学部

王　慧　中南大学湘雅医学院　　　赵凌宇　西安交通大学医学部

王医术　吉林大学白求恩医学部　　郝爱军　山东大学医学院

邓　红　浙江大学医学院　　　　　胡晓岩　西安交通大学医学部

李伟红　锦州医科大学　　　　　　徐锡金　汕头大学医学院

李宏莲　华中科技大学同济医学院　黄　辰　西安交通大学医学部

李媛洁　西安交通大学医学部　　　谢遵江　哈尔滨医科大学

沃　雁　上海交通大学医学院　　　鞠传霞　青岛大学医学部

人民卫生出版社

图书在版编目（CIP）数据

生殖系统学习指导及习题集 / 黄辰，谢遵江主编 .—北京：人民卫生出版社，2016

ISBN 978-7-117-22692-9

Ⅰ.①生…　Ⅱ.①黄…　②谢…　Ⅲ.①泌尿生殖系统 – 泌尿系统疾病 – 医学院校 – 教学参考资料　Ⅳ.①R69

中国版本图书馆 CIP 数据核字（2016）第 110886 号

人卫社官网　www.pmph.com	出版物查询，在线购书	
人卫医学网　www.ipmph.com	医学考试辅导，医学数据库服务，医学教育资源，大众健康资讯	

生殖系统学习指导及习题集

主　　编：黄　辰　谢遵江

出版发行：人民卫生出版社（中继线 010-59780011）

地　　址：北京市朝阳区潘家园南里 19 号

邮　　编：100021

E - mail：pmph @ pmph.com

购书热线：010-59787592　010-59787584　010-65264830

印　　刷：北京市卫顺印刷厂

经　　销：新华书店

开　　本：850×1168　1/16　印张：7

字　　数：222 千字

版　　次：2016 年 3 月第 1 版　2016 年 3 月第 1 版第 1 次印刷

标准书号：ISBN 978-7-117-22692-9/R・22693

定　　价：20.00 元

打击盗版举报电话：**010-59787491**　　E-mail：**WQ @ pmph.com**

（凡属印装质量问题请与本社市场营销中心联系退换）

▶ 前　言

　　《生殖系统》作为全国高等学校临床专业器官-系统整合系列规划教材之一,按照整套教材编写的指导思想,打破了学科界限,以男女性生殖系统为核心,有机整合男女性生殖系统的组成结构、胚胎发生、功能、病理及与其他器官系统的相互关系。为了使临床医学专业学生能够更好地学习与掌握男女性生殖系统的相关知识,根据《生殖系统》规划教材,由全国11所规划教材参编医学院校的教师编撰了配套教材《生殖系统学习指导及习题集》。

　　本书分为三个部分:①学习要点、内容要点;②习题;③参考答案。第一部分为本书的核心,根据《生殖系统》的编写系统,针对每个章节编写了学习及内容要点。其中,"学习要点"注明每个章节需要学生了解、熟悉与掌握的知识点,而"内容要点"是对《生殖系统》教材的浓缩与提炼。

　　《生殖系统学习指导及习题集》与主教材紧密衔接,并体现整合课程的特点,这是编撰本书的难点。在参编教师的努力下,在选择题方面部分体现了整合课程习题的特点,其他习题的模式难免存在各学科习题的烙印,希望通过一轮的《生殖系统》教材的应用,为今后习题集的编写提供经验,也真诚欢迎广大师生斧正,使之完善。

　　本教材的成稿与出版凝聚了全国11所医学院校十余位专家教授的智慧与艰辛,在此表示感谢!

黄　辰　谢遵江

2016 年 3 月

▶ 使用说明

《生殖系统学习指导及习题集》的章节编排与主教材一致,共分为14章。每章包括【学习要点】、【内容要点】、【习题】、【参考答案】几部分。

一、本章要点

在学习要点中按照掌握、熟悉和了解三个层次列出了各章的学习目标,在内容要点中对各章的重点内容进行了概括,以加深对基本概念和基础理论的理解。

二、练习题

包括选择题、名词解释、简答题和问答题几种常见的题型。

(一)选择题

选择题充分反映整合课程的特点,分为A1、A2、A3、A4以及B1五类,题型说明如下:

1. A1型题。单句型最佳选择题,每一道考题下面有A、B、C、D、E五个备选答案,请从中选择一个最佳答案。

2. A2型题。病历摘要型最佳选择题,每一道考题以一个小案例出现,其下面有A、B、C、D、E五个备选答案,请从中选择一个最佳答案。

3. A3型题。病历组型最佳选择题,提供若干案例,每个案例下设2~3个考题,根据案例所提供的信息,在每一道考试题下面的A、B、C、D、E五个备选答案中选择一个最佳答案。

4. A4型题。病历串型最佳选择题,提供若干案例,每个案例下设4~9个考题,根据案例所提供的信息,在每一道考试题下面的A、B、C、D、E五个备选答案中选择一个最佳答案。

5. B1型题。又称配伍题,先列出A、B、C、D、E五个备选答案,随后列出若干道试题。每道试题需从备选答案中选出最合适的答案;每项备选答案可被选用一次、多次或不被选用。

(二)名词解释

要求规范、简单、明确地答出所给术语名词的基本概念。

(三)简答题与问答题

要求用文字叙述的方式对问题进行解答,这在一定程度上可综合反映学生对知识的全面掌握程度、灵活运用水平以及分析表达能力。

三、参考答案

对名词解释和选择题,书中均给出参考答案。对问答题,仅给出答题要点。在回答问答题时要注意针对性、全面性、条理性。

▶ 目 录

第一章

绪　论

【学习要点】

掌握:男女性生殖系统的组成。

熟悉:生殖系统的年龄性变化。

了解:生殖系统与其他系统的关系。

【内容要点】

1. 男女性生殖系统均由内生殖器和外生殖器组成。男性内生殖器包括睾丸、生殖管道(附睾、输精管、射精管、男性尿道)和附属腺(精囊、前列腺、尿道球腺),外生殖器包括阴囊和阴茎。女性内生殖器包括卵巢、输卵管、子宫和阴道,而外生殖器包括阴阜、大阴唇、小阴唇、阴蒂、阴道前庭。

2. 男女性生殖系统随年龄的变化而发生形态与生理功能的改变。男性性生理变化包括青春前期、青春期、更年期和老年期,而女性性生理变化包括青春前期、青春期、性成熟期、绝经过渡期和绝经后期。

3. 生殖系统不仅受神经、内分泌系统的调控,同时也会影响机体的代谢、心血管、骨骼、皮肤等。

【习题】

简答题

1. 男性生殖系统的组成由几部分组成? 其功能如何?

2. 女性生殖系统的组成由几部分组成? 其功能如何?

3. 男性生殖系统随年龄增加,有何变化?

4. 女性生殖系统随年龄增加,有何变化?

【参考答案】

简答题

1. 男性生殖系统的组成由几部分组成? 其功能如何?

答:男性生殖系统包括内生殖器和外生殖器二个部分。内生殖器由生殖腺(睾丸)、输精管道(附睾、输精管、射精管和尿道)和附属腺(精囊腺、前列腺、尿道球腺)组成。外生殖器包括阴囊和阴茎。阴茎体部至颈部皮肤游离向前形成包绕阴茎头部的环形皱襞称为阴茎包皮。主要完成精子的形成,并进行交配作用。

2. 女性生殖系统的组成由几部分组成? 其功能如何?

答:女性生殖系统包括内、外生殖器官及其相关组织。女性内生殖器,包括阴道、子宫、输卵管及卵巢。女性外生殖器指生殖器官的外露部分,又称外阴,包括阴阜、大阴唇、小阴唇、阴蒂、阴道前庭。乳房是雌性哺乳动物孕育后代的重要器官。主要完成卵子形成、性交、孕育胎儿以及哺乳婴儿等。

3. 男性生殖系统随年龄增加,有何变化?

答:男性生殖系统功能的发育经历四个时期:青春前期、青春期、更年期与老年期。青春前期为男性12

1

岁以前,睾丸发育未成熟,不分泌雄激素,外生殖器幼稚。青春期,第二性征发育,性功能成熟,具有生殖功能。更年期为 50~60 岁间,雄性激素分泌下降,性欲降低。老年期一般在 60 岁以后,性器官萎缩与功能退化。

4. 女性生殖系统随年龄增加,有何变化?

答:女性生殖系统功能的发育经历五个时期:青春前期、青春期、性成熟期、绝经过渡期以及绝经后期。青春前期为 8 岁前,生殖器幼稚。青春期一般为 10~19 岁,第二性征发育,月经来潮。性成熟期也为生育期,一般始于 18 岁,历时 30 年,建立了规律的周期性排卵。绝经过渡期一般始于 40 岁,存在个体差异,卵巢功能衰竭,也称更年期。绝经后期指绝经后的生命时期,生殖器官萎缩老化。

(黄辰)

▶ 第二章

睾丸的结构、功能与病理

一、睾丸的结构

【学习要点】

掌握:

1. 睾丸生精小管的结构。

2. 各级生精细胞(精原细胞、初级精母细胞、次级精母细胞、精子细胞和精子)的光镜结构和超微结构。

3. 精子发生与形成的过程。

4. 支持细胞的光镜结构、超微结构及功能。

5. 血-睾屏障的组成及意义。

6. 间质细胞的光镜结构、超微结构及功能。

熟悉:

1. 睾丸的一般结构。

2. 成熟分裂的特点及意义。

3. 精子发生的内环境。

了解:

1. 同源群现象的概念。

2. 生精上皮周期的概念和意义。

3. 青春期前后睾丸的结构及年龄性变化。

4. 直精小管和睾丸网的结构。

【内容要点】

1. 睾丸为实质性器官,一般结构包括被膜和实质。被膜浅层为浆膜(鞘膜脏层),深层为白膜(致密结缔组织)和血管膜(富含血管的疏松结缔组织)。白膜于睾丸后缘形成睾丸纵隔,纵隔将睾丸实质分成 250 个睾丸小叶,生精小管蟠曲于小叶内;生精小管之间为睾丸间质。生精小管汇入睾丸纵隔前变为直精小管,进入纵隔后进而吻合形成睾丸网。

2. 生精小管内的生精细胞存在 5 个阶段。①精原细胞:紧贴基膜生精上皮,圆或卵圆形,直径 12μm;精原细胞又分为 A 型(Ad 型为细胞不再分裂;干细胞 Ap 型可分化为 B 型)和 B 型(核周边有较粗的染色质颗粒,分化形成初级精母细胞)。②初级精母细胞:位于精原细胞的近腔侧,细胞呈圆形,直径 18μm,核大而圆,核型为 46,XY(4n DNA)。经过第一次减数分裂后形成 2 个次级精母细胞。③次级精母细胞:位于近腔侧,直径 12μm,核圆形,染色深。经过第二次减数分裂(无 DNA 复制)形成 2 个精子细胞。④精子细胞:位于近腔侧,直径 8μm,核圆,染色质细密,为单倍体,细胞不再分裂,而是经过复杂的变态过程,转变为蝌蚪状的精子。⑤精子:长约 60μm,分为头、尾两部分。头内含细胞核和顶体(溶酶体,含多种水解酶);尾部(鞭毛)由轴丝构成中轴,中心粒和线粒体鞘分别位于颈段和中段。特别注意精子细胞和精子是两个不同的概念,以及精

3

子发生(由精原细胞发育变为精子的过程)和精子形成(精子细胞形成精子这个过程)是两个不同的过程。

3. 支持细胞又称 Sertoli 细胞,细胞体积大,轮廓不清,细胞核呈三角或不规则形,染色浅,核仁明显;电镜下可见各种细胞器丰富,有大量内质网、溶酶体、糖原和脂滴;基部侧面有紧密连接;支持细胞具有支持、营养生精细胞,分泌雄激素结合蛋白和抑制素,产生睾丸液,吞噬精子细胞的残余胞质以及参与血-睾屏障构成等多方面的功能。

4. 在生精小管之间填充的疏松结缔组织中存在睾丸间质细胞,又称 Leydig 细胞。该细胞常成群分布,体积大,呈圆形或多边形,核圆、居中,胞质嗜酸性;电镜下可见该细胞具有类固醇激素分泌细胞特征;其合成、分泌的雄激素具有促进精子发生、男性生殖器官发育与分化,维持第二性征和性功能等作用。

二、睾丸的发生

【学习要点】

掌握:

1. 睾丸的发生过程。

2. 熟悉睾丸的先天性畸形。

了解:睾丸的遗传性疾病。

【内容要点】

1. 睾丸发生的未分化期人胚第 5 周时,左、右中肾嵴形成一对生殖腺嵴。生殖腺嵴的表面上皮向间充质生出初级性索。胚胎第 4 周时,位于卵黄囊后壁近尿囊处形成原始生殖细胞,于第 6 周向生殖腺嵴迁移,进入初级性索内。

2. 睾丸的发生人胚第 7 周,在组织相容性 Y 抗原(H-Y 抗原)的影响下,初级性索增殖,分化为祥状生精小管,其末端形成睾丸网。第 8 周时,分散在生精小管之间的间充质细胞分化为睾丸间质细胞,分泌雄激素。

3. 睾丸的下降男性胚胎第 8 周时,在睾丸下端与阴唇阴囊隆起之间,后腹壁的间充质形成头尾两条韧带,之后头端的韧带逐渐退化消失,而尾端的韧带形成索状的引带,称为睾丸引带。接着由于胚体的迅速增长,胎儿腰部直立,引带相对缩短,导致生殖腺下降。在第 7 个月时,睾丸下降至耻骨缘前方,至第 8 个月鞘突随同睾丸一起降入阴囊内。随着睾丸的下降,与之相连的输精管、血管、神经一起下降。

4. 先天性畸形分为两性畸形(真两性畸形和男性假两性畸形)、先天性腹股沟疝、隐睾以及睾丸女性化综合征。

5. 常见睾丸的遗传性疾病包括 Klinefelter 综合征和 Kallman 综合征。

三、睾丸的内分泌功能与调控

【学习要点】

掌握:

1. 睾丸的功能及其调节。

2. 雄激素睾酮的生理作用。

熟悉:雄激素的种类和合成过程。

了解:

1. 雄激素的代谢。

2. 抑制素的作用。

【内容要点】

1. 雄激素主要为睾酮,由睾丸的间质细胞分泌。其生理作用:①促进精子的生成并维持生精。②影响胚胎的性分化。③促进男性附属性器官的生长和发育。④促进男性第二性征的出现并维持正常的性欲。⑤对代谢的影响:睾酮能促进蛋白质合成,尤其是促进肌肉和生殖器官的蛋白质合成;睾酮能促进骨骼生长与钙、磷沉积,使男性在青春期出现一次显著的生长过程;睾酮有利于水和钠等电解质的适度潴留,促进红细胞生成。

2. 抑制素由睾丸支持细胞分泌,抑制腺垂体分泌促卵泡生长激素(FSH),而生理剂量的抑制素对促黄体生成素(LH)的分泌无明显影响。

3. 下丘脑 - 腺垂体 - 睾丸轴的调节下丘脑分泌促性腺激素释放激素(GnRH),促进腺垂体 LH 和 FSH 的合成与分泌。LH 主要作用于睾丸间质细胞,促进睾酮的分泌;FSH 主要作用于睾丸的曲细精管。LH 与 FSH 对生精过程均有调节作用,LH 的作用是通过睾酮实现的。生精过程受 FSH 与睾酮的双重调节,FSH 具有始动生精的作用,而睾酮则有维持生精的效应。

4. 反馈调节当血中睾酮浓度升高时,可对下丘脑产生负反馈调节作用,从而维持血中睾酮浓度,使睾丸功能稳定于正常水平。

5. 调节睾丸局部产生的一些细胞因子或生长因子,可能通过旁分泌或自分泌的方式参与睾丸功能的局部调节。

四、睾丸病理

【学习要点】

熟悉:急性睾丸炎和慢性睾丸炎的病理变化。
了解:睾丸肿瘤的分类。

【内容要点】

1. 睾丸炎可分为非特异性、病毒性、真菌性、螺旋体性、寄生虫性、损伤性炎症。尿道淋病、梅毒等性病也可以并发睾丸炎。急性睾丸炎病理上表现为典型的化脓性炎改变,镜下可见睾丸实质内以大量中性粒细胞浸润为主,常形成微脓肿,个别病例可形成较大脓肿,造成正常组织结构的严重破坏。慢性睾丸炎病理上表现为典型慢性炎症改变,即以增生性变化为主,一般为睾丸肿大或硬化萎缩,镜下可见生精小管的基底膜呈玻璃样变及退行性变,生精上皮细胞消失,生精小管周围可有硬化,也可形成小的增生灶,晚期可出现睾丸纤维化及曲细精管的破坏。

2. 睾丸肿瘤根据其组织起源主要分为生殖细胞肿瘤和非生殖细胞肿瘤。其中主要为发生于曲细精管的生殖上皮的生殖细胞肿瘤,占睾丸肿瘤的 90%~95%。非生殖细胞肿瘤主要为性索/性间质肿瘤。除卵巢囊腺瘤极少发生在睾丸以外,卵巢性索间质及生殖细胞肿瘤相同类型的肿瘤均可发生在睾丸,发生在睾丸或卵巢的同一类型肿瘤肉眼观、组织学改变和生物学行为无明显区别。

【习题】

(一) 选择题

A1 型题(单句型最佳选择题)

1. 下列**不存在**于生精小管中的是

A. 生精细胞　　　　　B. 肌样细胞　　　　　C. 精子
D. 间质细胞　　　　　E. 支持细胞

2. 生精细胞中的干细胞是

A. Ad 型精原细胞　　　B. Ap 型精原细胞　　　C. B 型精原细胞

D. 初级精母细胞　　　　　　　　　　E. 支持细胞

3. 精子运动的主要结构基础是

    A. 细胞核　　　　　　　　B. 顶体　　　　　　　　　　C. 溶酶体

    D. 轴丝　　　　　　　　　E. 粗面内质网

4. 精子运动的能量来源是

    A. 细胞核　　　B. 顶体　　　　C. 溶酶体　　　　D. 轴丝　　　　E. 线粒体

5. 精子发生过程中**不会见到**同源细胞群现象的阶段是

    A. 早期的精原细胞分裂　　　　　　　　　B. 晚期的精原细胞分裂

    C. 初级精母细胞第一次成熟分裂　　　　　D. 次级精母细胞第二次成熟分裂

    E. 精子形成

6. 血 - 睾屏障的组成成分**不包括**

    A. 相邻支持细胞近基部侧突间的紧密连接　　B. 生精上皮的基膜

    C. 结缔组织　　　　　　　　　　　　　　　D. 睾丸间质内毛细血管内皮和基膜

    E. 睾丸间质细胞

7. 有 4n DNA 的细胞是

    A. 精原细胞　　　　　　　　B. 初级精母细胞　　　　　　C. 次级精母细胞

    D. 精子细胞　　　　　　　　E. 精子

8. 下列细胞核中所含遗传物质为 1n 的细胞有

    A. 精原细胞　　　　　　　　B. 初级精母细胞　　　　　　C. 次级精母细胞

    D. 精子细胞　　　　　　　　E. 支持细胞

9. 在睾丸 HE 染色的切片中**不易**观察到的细胞类型是

    A. 精原细胞　　　　　　　　B. 初级精母细胞　　　　　　C. 次级精母细胞

    D. 精子细胞　　　　　　　　E. 精子

10. 形成精子顶体的细胞器是

    A. 中心体　　　　　　　　　B. 粗面内质网　　　　　　　C. 线粒体

    D. 溶酶体　　　　　　　　　E. 高尔基复合体

11. 位于生精上皮基底室的细胞是

    A. 精原细胞　　　　　　　　B. 初级精母细胞　　　　　　C. 次级精母细胞

    D. 精子细胞　　　　　　　　E. 精子

12. 在精子发生过程中精原细胞最终分化为

    A. 初级精母细胞　　　　　　B. 次级精母细胞　　　　　　C. 精子细胞

    D. 支持细胞　　　　　　　　E. 间质细胞

13. 生精细胞经第二次成熟分裂成为

    A. 初级精母细胞　　　　　　B. 次级精母细胞　　　　　　C. 精子细胞

    D. 精子　　　　　　　　　　E. 支持细胞

14. 在精子发生过程中，描述**错误的**是

    A. 精原细胞分裂为初级精母细胞　　　　　B. 初级精母细胞完成第一次成熟分裂

    C. 次级精母细胞完成第二次成熟分裂　　　D. 精子细胞通过变形成为精子

    E. 精子细胞分裂为精子

15. 下列关于精子发生过程的描述**错误的**是

    A. 精原细胞增殖　　　　　　B. 精原细胞分裂　　　　　　C. 精母细胞减数分裂

    D. 精子的形成　　　　　　　E. 精子的成熟

16. 体积最大的生精细胞是

A. 精原细胞　　　　　　　　B. 初级精母细胞　　　　　　C. 次级精母细胞

D. 精子细胞　　　　　　　　E. 支持细胞

17. 关于支持细胞功能的描述**错误的**是

　　A. 释放的雄激素可以支持精子发生

　　B. 分泌的睾网液有利于精子向着附睾方向运送

　　C. 分泌的抑制素可抑制 FSH 活性

　　D. 吞噬和消化残余体

　　E. 结合雄激素,维持精子发生环境

18. 睾丸支持细胞分泌

　　A. 雄激素　　　　　　　　B. 雌激素　　　　　　　　　C. 孕激素

　　D. 雄激素结合蛋白　　　　E. 间质细胞刺激素

19. 参与构成血 - 睾屏障的细胞是

　　A. 初级精母细胞　　　　　B. 精原细胞　　　　　　　　C. 精子细胞

　　D. 睾丸间质细胞　　　　　E. 支持细胞

20. 构成血 - 睾屏障主要结构的细胞连接是

　　A. 紧密连接　　　　　　　B. 中间连接　　　　　　　　C. 桥粒

　　D. 缝隙连接　　　　　　　E. 半桥粒

21. 符合支持细胞特点的描述是

　　A. 由间质细胞分化而来　　B. 由精原细胞分化而来　　　C. 可分化为精子细胞

　　D. 分泌雄激素　　　　　　E. 分泌雄激素结合蛋白

22. 睾丸间质细胞属于

　　A. 分泌抑制素的细胞　　　B. 分泌蛋白质激素的细胞　　C. 分泌类固醇激素的细胞

　　D. 分泌间质细胞刺激素的细胞　　E. 生精上皮细胞

23. 初级精母细胞的核型和 DNA 的含量是

　　A. 46,XY(2n DNA)　　　　B. 23,XY(2n DNA)　　　　　C. 23,XY(1nDNA)

　　D. 46,XY(4n DNA)　　　　E. 47,XY(1nDNA)

24. 原始生殖细胞来自

　　A. 卵黄囊顶近尿囊内胚层　　　　　　　B. 卵黄囊顶近尿囊的胚外中胚层

　　C. 卵黄囊顶近尿囊胚外中胚层壁层　　　D. 卵黄囊顶近尿囊胚外中胚层脏层

　　E. 卵黄囊顶近尿囊胚内中胚层脏层

25. 原始生殖细胞来自

　　A. 间介中胚层　　　　　　　　　　　　B. 内胚层

　　C. 外胚层　　　　　　　　　　　　　　D. 卵黄囊顶近尿囊的胚外中胚层

　　E. 卵黄囊顶近尿囊内胚层

26. 睾丸引带连于

　　A. 生殖腺尾端与生殖结节之间　　　　　B. 生殖腺尾端与生殖隆突之间

　　C. 生殖腺尾端与尿生殖褶之间　　　　　D. 生殖腺尾端与阴唇阴囊隆起之间

　　E. 生殖腺尾端与生殖嵴之间

27. 真两性畸形患者的细胞核型为

　　A. 46,X/46,Y　　　　　　　B. 23,X/23,Y　　　　　　　C. 46,XX/46,XY

　　D. 46,XX/46,YY　　　　　　E. 47,X/46,Y

28. 男性主要生殖器官为

　　A. 精囊　　　　　　　　　　B. 附睾　　　　　　　　　　C. 阴茎和输精管

D. 睾丸

E. 前列腺

29. 从精原细胞发育成精子约需

    A. 24 小时   B. 1 周   C. 3 周   D. 30 日   E. 70 日

30. 睾酮主要由哪种细胞分泌

    A. 睾丸间质细胞   B. 睾丸支持细胞   C. 睾丸生殖细胞

    D. 精原细胞   E. 精子

31. 血中睾酮的主要形式是

    A. 游离型   B. 与白蛋白结合   C. 与β- 球蛋白结合

    D. 与脂蛋白结合   E. 与性激素结合球蛋白结合

32. 抑制素的本质是

    A. 糖蛋白   B. 蛋白质   C. 脂蛋白

    D. 类脂质   E. 以上都不是

33. 切除睾丸后,血中 FSH 的浓度增加是由于

    A. 睾酮对腺垂体 FSH 的分泌有负反馈作用

    B. 甲基睾酮对腺垂体 FSH 的分泌有负反馈作用

    C. 孕烯醇酮对腺垂体 FSH 的分泌有负反馈作用

    D. 抑制素对腺垂体 FSH 的分泌有负反馈作用

    E. 雄激素结合蛋白的负反馈作用

34. 关于睾丸功能的叙述,下列错误的是

    A. 产生精子与雄激素的双重功能   B. 精原细胞产生精子

    C. 支持细胞对精子起营养作用   D. 间质细胞产生睾酮

    E. 睾丸的生精功能与内分泌功能互不影响

35. 支持细胞的概念不包括

    A. 支持生精细胞   B. 营养生精细胞   C. 分泌抑制素

    D. 产生精子   E. 构成血 - 睾屏障

36. 关于睾丸功能调节的叙述,下列错误的是

    A. FSH 对生精过程有刺激作用

    B. LH 刺激间质细胞分泌睾酮

    C. FSH 对生精有始动作用

    D. 睾酮与雄激素结合蛋白结合,促进精母细胞减数分裂

    E. 睾酮对腺垂体 FSH 的分泌起负反馈作用

37. 急性睾丸炎病理上最常表现为

    A. 浆液性炎   B. 纤维蛋白性炎   C. 化脓性炎

    D. 出血性炎   E. 坏死性炎

38. 睾丸炎非特异性感染一般指

    A. 细菌感染   B. 病毒感染   C. 寄生虫感染

    D. 真菌感染   E. 支原体感染

39. 睾丸肿瘤的主要类型为

    A. 生殖细胞性肿瘤   B. 间质细胞肿瘤   C. 卵泡膜瘤

    D. 支持细胞肿瘤   E. 颗粒细胞肿瘤

B1 型题(配伍题)

(40~44 题共用备选答案)

    A. 初级精母细胞   B. 次级精母细胞   C. 精子细胞

D. 支持细胞   E. 间质细胞

40. 分泌雄激素的是

41. 分泌雄激素结合蛋白的是

42. 参与构成血 - 睾屏障的是

43. 分泌抑制素的是

44. 染色体组型为 46,XY 的是

(45~49 题共用备选答案)

  A. 4n DNA   B. 2n DNA   C. 1n DNA   D. 8n DNA   E. 16n DNA

45. 精原细胞

46. 初级精母细胞

47. 次级精母细胞

48. 精子细胞

49. 精子

(50~54 题共用备选答案)

  A. 主细胞   B. 基细胞   C. 顶细胞

  D. 窄细胞   E. 亮细胞   F. 晕细胞

50. 有旺盛分泌功能的细胞是

51. 可与主细胞形成桥粒的是

52. 参与附睾局部免疫屏障的细胞是

53. 除主细胞外,具有吞饮功能的细胞是

54. 细胞游离面有静纤毛的细胞是

(55~57 题共用备选答案)

  A. 卵巢颗粒细胞   B. 卵巢内膜细胞   C. 睾丸间质细胞

  D. 睾丸支持细胞   E. 睾丸曲细精管细胞

55. 睾丸生成激素的细胞是

56. 构成血 - 睾屏障的是

57. 分泌雄激素结合蛋白的细胞是

(58~59 题共用备选答案)

  A. 增生性炎   B. 化脓性炎   C. 出血性炎

  D. 纤维蛋白性炎   E. 变质性炎

58. 急性睾丸炎最常表现为

59. 慢性睾丸炎最常表现为

A2 型题(病历摘要型最佳选择题)

60. 一 6 岁男童在学校玩耍,翻单杠时失手造成盆底区骑跨伤,家长担心会对孩子未来生育能力造成影响,故向医生咨询。该 6 岁男童睾丸的生殖小管管壁中应该可见

  A. 精原细胞   B. 初级精母细胞   C. 次级精母细胞

  D. 精子细胞   E. 精子

61. 一成年男子罹患睾丸癌,需行睾丸摘除术。睾丸的主要功能有

  A. 产生精子,繁衍后代   B. 分泌雌激素,维持第二性征   C. 贮存和运输精子

  D. 分泌精浆,构成精液　　　　E. 精子成熟场所

62. 一 15 岁男性,第二性征发育不全,血清雄激素水平低下。能合成和分泌雄激素细胞是
  A. 睾丸间质细胞　　　　B. 精原细胞　　　　C. 支持细胞
  D. 初级精母细胞　　　　E. 精子细胞

63. 一成年男性患者,婚后 3 年不育,女方各项检查未见异常。影响男性精子受精能力的原因<u>不包括</u>
  A. 附睾功能异常　　　　B. 慢性前列腺炎　　　　C. 隐睾
  D. 精索静脉曲张　　　　E. 包皮过长

64. 一成年男性患者,婚后 3 年不育,女方各项检查未见异常,该患者血清中抗精子抗体呈阳性。血 - 睾屏障的作用是
  A. 限制养分进入生精上皮　　　　B. 限制单倍体细胞逸出生精小管
  C. 保持生精小管内高浓度的雄激素水平　　　　D. 保持精子需要的营养
  E. 抑制促卵泡激素释放

A3 型题(病历串型最佳选择题)

(65~66 题共用题干)

患者精液常规检查未发现精子,血清 FSH(卵泡刺激素)和睾酮水平均在正常范围。行睾丸穿刺活检,镜下可见各级生精细胞。

65. 合成分泌血清中睾酮的是
  A. 精原细胞　　　　B. 精子细胞　　　　C. 睾丸间质细胞
  D. 支持细胞　　　　E. 初级精母细胞

66. 下列各项表述**错误**的是
  A. 睾丸间质细胞还可分泌雌激素　　　　B. 睾酮分泌受卵泡刺激素调节
  C. 睾酮分泌受催乳素调节　　　　D. 肾上腺皮质细胞还可分泌睾酮
  E. 肾上腺髓质细胞还可分泌睾酮

(二) 名词解释

1. 精子发生
2. 血 - 睾屏障
3. 间质细胞
4. 精液
5. 生精上皮周期
6. 未分化性腺
7. 生殖结节
8. 生殖隆突
9. 睾丸引带
10. 隐睾
11. 先天性腹股沟疝
12. 真两性畸形
13. 男性假两性畸形
14. 睾丸女性化综合征
15. 初级性索
16. 原始生殖细胞
17. Y 性别决定区
18. 睾丸决定因子
19. 白膜

20. 睾丸索

21. 两性畸形

22. 先天性睾丸发育不全症

23. Kallman 综合征

24. Y 染色体微缺失综合征

25. 无精子症因子基因缺失

26. 雄激素结合蛋白

27. 抑制素

28. 间质细胞刺激素

（三）简答题

1. 简述生精上皮的组织结构。

2. 简述精子形成的主要变化。

3. 简述支持细胞的功能。

4. 简述睾丸间质细胞的功能。

5. 简述附睾输出小管和附睾管上皮的微细结构。

6. 睾丸是如何发生的？

7. 睾丸是如何下降的？试述其过程。

8. 什么是两性畸形？如何分类？

9. 什么是睾丸女性化综合征？试述其发生原因。

10. 什么是先天性腹股沟疝？其产生的原因是什么？

11. 什么是隐睾？其产生的原因是什么？

12. 什么是 Klinefelter 综合征？试述其原因。

13. 什么是 Kallman 综合征？试述其临床表现。

14. 睾丸支持细胞有哪些主要作用？

15. 睾酮有哪些主要生理作用？

16. 睾酮分泌的调节机制如何？

17. 简述最常见的急性睾丸炎和慢性睾丸炎的病理改变。

（四）问答题

1. 试述精子发生的过程和主要变化。

2. 试述精原细胞的微细及超微结构。

3. 试述精子的形态结构特点。

4. 试述支持细胞的微细及超微结构。

5. 试述睾丸间质细胞的微细及超微结构。

6. 试述睾丸的发生与演化。

7. 试述完全型睾丸女性化综合征和不完全型睾丸女性化综合征的区别。

8. 试述真两性畸形的原因。

9. 什么是肾上腺生殖综合征？试述其发生的原因。

10. 睾丸是怎样产生精子的？试述下丘脑和腺垂体对睾丸生精功能的调节。

【参考答案】

（一）选择题

　1. D　　2. A　　3. D　　4. E　　5. A　　6. E　　7. B　　8. D　　9. C　　10. E
11. A　　12. C　　13. C　　14. E　　15. E　　16. B　　17. A　　18. D　　19. E　　20. A

21. E	22. C	23. D	24. A	25. B	26. D	27. C	28. D	29. E	30. A
31. B	32. A	33. D	34. E	35. D	36. E	37. C	38. A	39. A	40. E
41. D	42. D	43. D	44. A	45. B	46. A	47. B	48. C	49. C	50. A
51. B	51. F	53. D	54. A	55. C	56. D	57. D	58. B	59. A	60. A
61. A	62. A	63. E	64. B	65. C	66. E				

（二）名词解释

1. 精子发生：由精原细胞发育变为精子的过程称之为精子发生，经历了精原细胞的增殖、精母细胞的成熟分裂和精子形成等三个阶段，在人类大约需要 70 天。

2. 血 - 睾屏障：由毛细血管内皮及其基膜、结缔组织、生精上皮基膜和支持细胞紧密连接共同组成，阻止大部分有害物质进入精子发生的微环境，防止精子抗原物质逸出生精小管从而引发自身免疫反应，因此该屏障特别是其中的紧密连接是保证精子发生并保证物种遗传稳定性的重要结构。

3. 间质细胞：又称 Leydig 细胞，该细胞常成群分布，体积较大，圆形或多边形，核圆居中，胞质嗜酸性较强，胞质中有丰富的 3β- 羟类固醇脱氢酶、葡萄糖 -6- 磷酸脱氢酶、乳酸脱氢酶、酸性磷酸酶等。电镜观察间质细胞具有分泌类固醇激素细胞的超微结构特点。其主要功能是合成和分泌雄激素。

4. 精液：由精子和精浆组成，呈乳白色，pH 为 7.2~8.9，有特殊腥味。正常男性每次射精总量为 3~5ml，每毫升精液含 1 亿 ~2 亿个精子。若精液量少于 1ml 或精子密度低于 $4×10^6/ml$，可导致不育。精浆为各段生殖管道和附属腺体的混合分泌物，其体积约占精液的 95%。

5. 生精上皮周期：处于不同发生阶段的生精细胞形成特定的细胞组合，从生精小管某一局部来看，隔一定时间又会再现相同的细胞组合，将这种从某一特定的细胞组合开始，到下一次出现同一细胞组合所经历的过程，称为一个生精上皮周期。根据不同的细胞组合，人的一个生精上皮周期可分为 6 期。

6. 未分化性腺：生殖腺发生于生殖腺嵴。生殖腺嵴是位于胚体尾端，原始消化管背系膜与中肾嵴之间的纵行隆起，由体腔上皮及其下方的间充质增生聚集而成。第 4 周时，卵黄囊顶近尿囊处的内胚层出现一团圆形细胞，称原始生殖细胞。第 5 周时，生殖腺的体腔上皮细胞，向深层的间充质内分裂增生成放射状索条状结构，称初级性索。第 6 周时，原始生殖细胞沿背系膜做阿米巴运动，迁入发生中的生殖腺中。此时，不能辨认性别而称之为未分化性腺。

7. 生殖结节：第 6 周时，伴随泄殖腔和泄殖腔膜的分隔，泄殖腔褶被分隔为腹侧较大的尿生殖和背侧较小的肛褶。泄殖腔膜被分隔为腹侧的尿生殖窦膜和背侧的肛膜。尿生殖褶之间的凹陷为尿生殖沟，沟底为尿生殖窦膜。尿生殖褶在头端靠拢，增殖隆起为结节样膨大，称生殖结节。

8. 生殖隆突：第 6 周时，伴随尿生殖褶和生殖结节的出现，因间充质增殖，左、右尿生殖褶外缘又出现一大的纵行隆起，为阴唇阴囊隆起，又称生殖隆突。在男性，左、右生殖隆突向尾端牵拉于中线愈合，形成阴囊；而女性两侧的生殖隆突继续增大隆起，形成大阴唇，头端合并为阴阜，尾端合并与会阴相连。

9. 睾丸引带：男性胚胎第 8 周时，在睾丸下端与阴唇阴囊隆起之间，后腹壁的间充质形成头尾两条韧带。之后头端的韧带逐渐退化消失，而尾端的韧带形成索状的引带，称为睾丸引带。

10. 隐睾：隐睾指的是单侧或双侧睾丸不能下降到阴囊的现象。

11. 先天性腹股沟疝：鞘突为胎儿期通过腹股沟管连通鞘膜腔和腹腔的腹膜管。若鞘突没有闭合或闭合不全，出生后当腹压增大时，部分肠管可突入阴囊或大阴唇内，形成先天性腹股沟疝。多见于男性，常伴有隐睾或异位睾丸。

12. 真两性畸形：外生殖器及第二性征介于男女之间，患者体内同时具有睾丸及卵巢，即同时具有 46,XX 和 46,XY 两种染色体组型的细胞，第二性征似男性或女性，此种畸形极为罕见，原因不明。

13. 男性假两性畸形：外生殖器介于男女之间，但患者体内只有一种不发达的男性生殖腺。患者虽然具有睾丸，但外生殖器似女性，染色体组型为 46,XY，主要由于雄激素分泌不足所致，外生殖器向女性方向不完全分化。

14. 睾丸女性化综合征：又称为雄激素不敏感综合征。患者体内有睾丸，能分泌雄激素，染色体组型为

46,XY。由于患者 X 染色体长臂 q11~12 部位的雄激素受体基因发生突变,使雄激素受体合成异常,造成雄激素受体缺失、减少或结构异常,从而导致中肾管未能发育成男性生殖管道,外生殖器也未能向男性方向分化,自然地成女性表型。

15. 初级性索:人胚第 5 周时,生殖腺嵴表面上皮长入其下方的间充质,形成许多不规则的上皮细胞索,称初级性索。

16. 原始生殖细胞:人胚第 3~4 周,在靠近尿囊根部的卵黄囊内胚层内,出现大而圆的细胞,称原始生殖细胞;之后由于胚胎的纵向折转,卵黄囊的这部分成为胚胎的后肠。原始生殖细胞以变形运动沿着后肠的背系膜向生殖腺嵴迁移。

17. Y 性别决定区:性腺的分化决定于迁入的原始生殖细胞是否含有 XY 染色体。Y 染色体的短臂上有男性表型发生所必需的基因,称 Y 性别决定区。

18. 睾丸决定因子:SRY 基因的产物为睾丸决定因子。

19. 白膜:人胚第 7~8 周,胚胎细胞的性染色体为 XY 时,初级性索髓质在睾丸分化因子(TDF)的作用下不断增厚。与此同时,皮质逐渐变薄,最终成为一薄层间皮,此时皮质消失。第 8 周间皮和髓质之间的间充质分化为一层较厚的致密结缔组织——白膜。白膜的出现是胎儿睾丸发生的一个重要特征。

20. 睾丸索:随着睾丸的增大,睾丸逐渐与开始退化的中肾分离,并与睾丸系膜悬系。初级性索向生殖腺嵴深部增殖,并与表面上皮分离,发育为睾丸索,并由此分化为细长、弯曲的袢状生精小管。

21. 两性畸形:两性畸形又称半阴阳,是性分化异常引起的性别畸形,患者的外生殖器形态介于男女性之间,很难以外生殖器的形态区分个体的性别。

22. 先天性睾丸发育不全症:又称为 Klinefelter 综合征,其特征为睾丸小,睾丸内生精小管呈玻璃样变,故不育。第二性征发育差,性情、体态趋向女性化。患者儿童期无任何症状,男性表型;青春期后逐渐出现症状,表型为体态较高,下肢过长,肩窄而骨盆宽,皮肤细嫩,乳房过度发育,胡须、腋毛和阴毛稀少或缺少,无喉结。性格和行为都有异常表现,约 1/4 患者智力发育迟缓或智力低下。

23. Kallman 综合征:一种最常见的家族性促性腺激素缺乏症,继发性腺功能低下。男女均可发病,男性呈类无睾体征,女性症状较轻,有原发闭经。患者除性腺功能减退、无性征发育、嗅觉缺失、隐睾外,可有先天性聋、唇裂或腭裂、肾畸形等不同表现。

24. Y 染色体微缺失综合征:Y 性别决定区基因决定睾丸生长发育进而影响精子的产生。然而,正常精子的产生直接受 Y 染色体上 SRY 以外的其他基因影响,其中主要包括的是位于 Y 染色体长臂近端的无精症基因 AZF,该区域的缺失主要导致男性不育症,又称 Y 染色体微缺失综合征。

25. 无精子症因子基因缺失:Y 染色体长臂上(Yq11)有控制精子发生的基因,由于该基因缺失或突变多数表现为无精子症,故称为无精子症因子基因。

26. 雄激素结合蛋白:雄激素结合蛋白(ABP)是睾丸支持细胞在 FSH 的作用下产生的一种蛋白质,它与睾酮和双氢睾酮有很强的亲和性,结合后可提高与维持雄激素在曲细精管内的局部浓度,有利于生精过程。

27. 抑制素:睾丸支持细胞和卵巢颗粒细胞分泌的一种糖蛋白激素,它对腺垂体的 FSH 分泌有选择性的负反馈作用,而在生理剂量时对 LH 的分泌却无明显影响。

28. 间质细胞刺激素:所谓间质细胞刺激素即腺垂体产生的 LH,这是因为 LH 可以促进间质细胞合成与分泌睾酮的过程,从而加速睾酮的产生。

(三)简答题

1. 简述生精小管的组织结构。

答:生精小管长 30~70cm,直径为 150~250μm,中央为管腔,壁厚 60~80μm,主要由生精上皮构成,生精上皮由支持细胞和 5~8 层生精细胞组成,上皮下的基膜明显,基膜外侧有胶原纤维和一些菱形的肌样细胞。

2. 简述精子形成的主要变化。

答:精子形成的主要变化是:①细胞核染色质极度浓缩,核变长并移向细胞的一侧,构成精子的头部;②高尔基复合体形成顶体泡,逐渐增大,凹陷为双层呈帽状覆盖在核的头端,称为顶体;③中心粒迁移到细胞核的尾侧(顶体的相对侧),发出轴丝,随着轴丝逐渐增长,精子细胞变长,形成尾部(或称鞭毛);④线粒体从细胞周边汇聚于轴丝近段的周围,盘绕成螺旋形鞘状排列的线粒体,称线粒体鞘;⑤在细胞核、顶体和轴丝的表面仅覆有细胞膜和薄层细胞质,多余的细胞质汇集于尾侧,逐渐形成残余体,最后脱落。

3. 简述支持细胞的功能。

答:支持细胞的功能:①对生精细胞起支持和营养作用,其微丝和微管的收缩可使不断成熟的生精细胞向腔面移动,并促使精子释放入管腔;②精子形成过程中脱落下来的残余体,可被支持细胞吞噬和消化;③分泌抑制素,它作用于腺垂体细胞,抑制 FSH 的分泌,但对 LH 的分泌无影响;④分泌激活素,与抑制素作用相拮抗,调节腺垂体远侧部合成和分泌 FSH;⑤在胚胎早期,支持细胞分泌肾旁管抑制物质(MIS),可抑制中肾旁管的生长发育,使其退化消失;⑥支持细胞在 FSH 和雄激素的作用下合成的雄激素结合蛋白(ABP)可与雄激素结合,以保持生精小管内有较高的雄激素水平,促进精子发生;⑦支持细胞分泌的少量液体称睾网液,利于精子向着附睾方向运送,而高浓度的 ABP 随着睾网液流向附睾,对附睾的结构和功能具有重要意义;⑧支持细胞能将孕烯醇酮及黄体酮转化为睾酮,并将睾酮转化为雌二醇;⑨支持细胞分泌雌二醇的量与年龄有关,幼年和老年者分泌较多,青春期和性成熟期分泌较少。

4. 简述睾丸间质细胞的功能。

答:睾丸间质细胞的功能:①合成和分泌雄激素,受腺垂体远侧部分泌的间质细胞刺激素和催乳素的调节。②间质细胞膜上存在间质细胞刺激素受体,而该受体基因的表达受催乳素的诱导。③间质细胞胞质中的滑面内质网含有丰富的胆固醇酯酶,由血中摄取的脂肪酸和胆固醇在胆固醇酯酶的作用下形成酯化胆固醇并储存在间质细胞质内的脂滴中。在酶的作用下,脂滴中的胆固醇酯可释放出游离的胆固醇。④自青春期始,间质细胞功能活跃,分泌睾酮启动和维持精子发生,促进外生殖器和性腺的发育与成熟,激发男性第二性特征的发育,维持性功能。⑤成年期,睾酮分泌稳定,以维持精子的发生、男性第二特征和性功能。睾酮还能促进蛋白质合成、骨骺融合,并刺激骨髓造血。此外,雄激素对机体免疫功能有调节作用。⑥间质细胞能分泌少量的雌激素及多种生长因子和生物活性物质,参与睾丸功能的局部调节。

5. 简述附睾输出小管和附睾管上皮的微细结构。

答:①输出小管管壁内衬纤毛柱状上皮,由柱状无纤毛细胞和纤毛细胞相间排列构成,管腔不规则。管周由薄层环形平滑肌围绕。②附睾管内衬假复层柱状上皮,哺乳动物包括人的附睾管上皮由主细胞、基细胞、顶细胞、窄细胞、亮细胞和晕细胞六种细胞组成。附睾管的上皮基膜外侧有薄层平滑肌围绕,并从管道的头端至尾端逐渐增厚,肌层的收缩有助于管腔内的精子向输精管方向缓慢移动。管壁外为富含血管的疏松结缔组织。

6. 睾丸是如何发生的?

答:性腺的分化决定于迁入的原始生殖细胞是否含有 XY 染色体。Y 染色体的短臂上有男性表型发生所必需的基因,称 Y 性别决定区,而 SRY 基因的产物为睾丸决定因子。当未分化阶段的性腺合成 TDF 时,男性生殖系统的发育开始启动。缺少这个基因和蛋白质将发生女性表型。人胚第 7~8 周,胚胎细胞的性染色体为 XY 时,初级性索髓质在 TDF 的作用下不断增厚。与此同时,皮质逐渐变薄,最终成为一薄层间皮,此时皮质消失。第 8 周间皮和髓质之间的间充质分化为一层较厚的致密结缔组织——白膜。白膜的出现是胎儿睾丸发生的一个重要特征。随着睾丸的增大,睾丸逐渐与开始退化的中肾分离,并与睾丸系膜悬系。初级性索向生殖腺嵴深部增殖,并与表面上皮分离,发育为睾丸索,并由此分化为细长、弯曲的袢状生精小管。它们在近门部相互吻合,形成睾丸网,睾丸网是一些中空的小管,管壁很薄,睾丸网的起源不完全清楚。睾丸网的作用是把生精小管和输出小管连接起来。有证据显示胚胎期间的睾丸网能够分泌引发减数分裂的因子。睾丸网发育为生精小管、直精小管和睾丸网。

7. 睾丸是如何下降的?试述其过程。

答:生殖腺在发生初期位于腹腔上部,腹后壁腹膜后方,由其与腹后壁之间形成的厚而短的系膜悬吊在体腔腰部,在胎儿发育过程中逐渐下降。男性胚胎第 8 周时,在睾丸下端与阴唇阴囊隆起之间,后腹壁的间充质形成头尾两条韧带。以后,头端的韧带逐渐退化消失,而尾端的韧带形成索状的引带,称睾丸引带。以后由于胚体的迅速增长,胎儿腰部直立,引带相对缩短,导致生殖腺下降。第 12 周时,睾丸和卵巢降至骨盆边缘，以后卵巢下降至盆腔的正常位置。而睾丸则继续下降，停留在腹股沟管的内口。睾丸下降时，腹壁腹膜的下端一部分形成突起称为鞘突，包在睾丸的周围。在第 7 个月时，睾丸下降至耻骨缘前方，至第 8 个月时，鞘突随同睾丸一起降入阴囊内，随着睾丸的下降，与之相连的输精管、血管、神经一起下降。鞘突进入阴囊后，与腹壁腹膜离断，成为包在睾丸外表的鞘膜。鞘膜腔与腹膜腔之间的通道逐渐封闭。

8. 什么是两性畸形？如何分类？

答：两性畸形又称半阴阳，是性分化异常引起的性别畸形，患者的外生殖器形态介于男女性之间，很难以外生殖器的形态区分个体的性别。根据生殖腺的性别，两性畸形可分为三种。①真两性畸形：外生殖器及第二性征介于男女之间，患者体内同时具有睾丸及卵巢，即同时具有 46,XX 和 46,XY 两种染色体组型的细胞，第二性征似男性或女性，此种畸形极为罕见，原因不明。一种解释为：当 Y 精子使卵细胞受精时，次级卵母细胞完成第二次减数分裂，但其细胞质对等分配，形成两个等大的成熟卵细胞：1 个核型为 46,XY，另一个核型为 23,X（相当于第二极体）。后者也被激活，复制染色体，成为二倍体细胞（核型为 46,XX）后，进行卵裂。于是胚胎成为嵌合体。②男性假两性畸形：外生殖器介于男女之间，但患者体内只有一种不发达的男性生殖腺。患者虽然具有睾丸，但外生殖器似女性，染色体组型为 46,XY，主要由于雄激素分泌不足所致，外生殖器向女性方向不完全分化。③女性假两性畸形：女性假两性畸形具卵巢，外生殖器似男性，染色体组型为 46,XX，可分为进行性和非进行性两种。进行性女性假两性畸形可由胎儿体内分泌过多的雄激素引起，常同时伴有先天性肾上腺皮质增生，又称为肾上腺生殖综合征，这种综合征是两性畸形中最常见的一种。非进行性女性假两性畸形可由母亲雄激素过多、外源性合成激素的作用以及自发性因素造成。

9. 什么是睾丸女性化综合征？试述其发生原因。

答：又称为雄激素不敏感综合征。患者体内有睾丸，能分泌雄激素，染色体组型为 46,XY。由于患者 X 染色体长臂 q11~12 部位的雄激素受体基因发生突变，使雄激素受体合成异常，造成雄激素受体缺失、减少或结构异常，从而导致中肾管未能发育成男性生殖管道，外生殖器也未能向男性方向分化，自然地成女性表型。然而睾丸支持细胞产生的抗中肾旁管激素仍能抑制中肾旁管的发育，故输卵管和子宫也未能发育。患者外阴呈女性，且具有女性第二性征。根据雄激素缺陷程度及临床症状，将睾丸女性化综合征分为完全型和不完全型两大类：完全型患者的体态和外生殖器呈女性，盲端阴道，青春期乳房发育，睾丸位于腹股沟管内、大小正常，没有精子发生；不完全型患者女性化体态不完全，有部分男性化表型，如阴唇部分融合，阴蒂肥大，乳房在青春期亦有一定程度的发育等。

10. 什么是先天性腹股沟疝？其产生的原因是什么？

答：鞘突为胎儿期通过腹股沟管连通鞘膜腔和腹腔的腹膜管。若鞘突没有闭合或闭合不全，出生后当腹压增大时，部分肠管可突入阴囊或大阴唇内，形成先天性腹股沟疝。多见于男性，常伴有隐睾或异位睾丸。

11. 什么是隐睾？其产生的原因是什么？

答：隐睾指的是单侧或双侧睾丸不能下降到阴囊的现象。新生男婴隐睾比较常见，发生率约为 3%，早产婴儿隐睾发生率高达 30%。大部分婴儿的睾丸在出生后一年内自行降至阴囊，少数可延迟至青春期性激素分泌增加时才下降。患者的睾丸或位于腹腔内，或位于睾丸下降途中的任何部位，多见于腹股沟管内。正常情况下，胎儿睾丸分泌的睾酮 5α 还原酶转换为双氢睾酮，后者与睾丸引带、精索及阴囊上的雄激素受体结合，促使睾丸下降。多数隐睾患儿都有程度不同的睾酮合成和分泌障碍，此类患者在出生后应用促性腺激素类药物治疗，仍能使睾丸降入阴囊内。此外，解剖学结构异常，如睾丸引带过长或引带上缺乏雄激素受体、腹股沟管狭窄、提睾肌缺损等亦可引起隐睾症。腹腔内温度通常比阴囊高 1℃，睾丸长期受到较高温度的影响，可影响精子发生，导致不育。

12. 什么是 Klinefelter 综合征？试述其原因。

答：Klinefelter 综合征又名先天性睾丸发育不全症，其特征为睾丸小，睾丸内生精小管呈玻璃样变，故不育。第二性征发育差，性情、体态趋向女性化。患者儿童期无任何症状，男性表型。青春期后逐渐出现症状，表型为体态较高，下肢过长，肩窄而骨盆宽，皮肤细嫩，乳房过度发育，胡须、腋毛和阴毛稀少或缺少，无喉结。性格和行为都有异常表现，约 1/4 患者智力发育迟缓或智力低下。大部分患者是由于母亲的卵母细胞减数分裂时,染色体不分离造成的。其发生率随双亲年龄的增加而增加。Klinefelter 综合征往往与 X 染色体有关,80% 的患者染色体核型为 47,XXY/46,XY(为嵌合体);47,XXY/46,XX;47,XXY/46,XY/45,X;47,XXY/48,XXYY;48,XXXY。X 染色体数目越多,智力低下和身体畸形越严重。49,XXXXY 综合征称为变异型 Klinefelter 综合征。

13. 什么是 Kallman 综合征? 试述其临床表现。

答:Kallman 综合征是一种最常见的家族性促性腺激素缺乏症,继发性腺功能低下。男女均可发病,男性呈类无睾体征,女性症状较轻,有原发闭经。患者除性腺功能减退、无性征发育、嗅觉缺失、隐睾外,可有先天性聋,唇裂或腭裂,肾畸形等不同表现程度。该病存在三种遗传方式:一些家系显示为 X 连锁隐性遗传;另一些家系显示为常染色体隐性遗传;还有一些呈常染色体显性遗传。

14. 睾丸支持细胞有哪些主要作用?

答:睾丸支持细胞的作用主要有以下几个方面:①支持和营养生精细胞的作用;②分泌抑制素;③产生雄激素结合蛋白;④参与睾丸的局部调节。

15. 睾酮有哪些主要生理作用?

答:睾酮的生理作用主要有三个方面:①促进并维持男性附性器官的生长发育,维持正常性欲;②维持生精过程,促进精子的生成;③促进合成代谢,主要促进肌肉、骨骼和生殖器官的蛋白质合成,促进骨骼生长和骨中钙、磷的沉积,还可促进红细胞生成,有利于体内水钠潴留。

16. 睾酮分泌的调节机制如何?

答:睾酮的分泌主要受下丘脑 - 腺垂体的调节,下丘脑释放的 GnRH 促进腺垂体 LH 和 FSH 的分泌,LH 与间质细胞膜上的 LH 受体结合,促进睾酮的合成;血中睾酮达到一定浓度后,又可抑制下丘脑 - 腺垂体分泌 GnRH 和 LH,从而使血液中各激素的浓度保持相对稳定。

17. 简述最常见的急性睾丸炎和慢性睾丸炎的病理改变。

答:急性睾丸炎病理上表现为典型的化脓性炎改变,大体可见脓肿形成。镜下可见睾丸实质内以大量中性粒细胞浸润为主,常形成微脓肿,个别病例可形成较大脓肿,造成正常组织结构的严重破坏。慢性睾丸炎病理上表现为典型慢性炎症改变,即以增生性变化为主,一般为睾丸肿大或硬化萎缩。镜下可见生精小管的基底膜呈玻璃样变及退行性变,生精上皮细胞消失,生精小管周围可有硬化,也可形成小的增生灶,晚期可出现睾丸纤维化及曲细精管的破坏。

(四) 问答题

1. 试述精子发生的过程和主要变化。

答:从青春期开始后,在腺垂体分泌的促性腺激素的作用下,从精原细胞发育成为精子的过程称精子发生。包括三个阶段:第一阶段:精原细胞的增殖。精原细胞紧贴生精上皮基膜,分 A、B 两型。青春期开始后,其不断分裂增殖,A 型为干细胞,分裂增殖后一部分子细胞继续作为干细胞,另一部分分化为 B 型。B 型经数次分裂后,分化为初级精母细胞。第二阶段:精母细胞的成熟分裂。初级精母细胞位于精原细胞近腔侧,经过 DNA 复制后(4nDNA),进行第一次成熟分裂,形成两个次级精母细胞。次级精母细胞位于初级精母细胞近腔侧,染色体核型 23,X 或 23,Y(2nDNA),不进行 DNA 复制,迅速进入第二次成熟分裂,产生两个精子细胞。精子细胞位于近腔面,染色体核型 23,X 或 23,Y(1nDNA)。第三阶段:精子形成。精子细胞不再分裂,经过复杂的形态变化,由圆形逐渐转变为蝌蚪状精子,这一过程称为精子形成。此过程主要变化包括:①核染色质高度浓缩,形成精子头部;②顶体形成;③中心粒发出轴丝,形成精子尾部;④线粒体鞘形成;⑤残余胞质脱落。最终形成由头、尾两部分构成的蝌蚪形精子。

2. 试述精原细胞的微细及超微结构。

答:精原细胞来源于胚胎时期迁移至此的原始生殖细胞。光镜下可见精原细胞圆形或椭圆形,紧贴生精上皮基膜,直径约 12μm,细胞质内除核糖体外,细胞器不发达。人的精原细胞分 A、B 两型,A 型精原细胞又分为暗 A 型精原细胞(Ad)和亮 A 型精原细胞(Ap)。Ad 型精原细胞的核呈椭圆形,核染色质深染,核中央常见淡染的小泡;Ap 型精原细胞的核染色质细密,有 1~2 个核仁附在核膜上。Ad 型精原细胞是生精细胞中的干细胞,经过不断的分裂增殖,一部分 Ad 型精原细胞继续作为干细胞,另一部分分化为 Ap 型精原细胞,再分化为 B 型精原细胞。B 型精原细胞核圆形,核膜上附有较粗的染色质颗粒,核仁位于中央。B 型精原细胞分裂生成初级精母细胞。

3. 试述精子的形态结构特点。

答:精子形似蝌蚪,长约 60μm,分为头、尾两部分。精子头部正面观呈卵圆形,侧面观呈梨形。头内主要有一个染色质高度浓缩的细胞核,核的前 2/3 有顶体覆盖。顶体含多种水解酶。尾部是精子的运动装置,可分为颈段、中段、主段和末段四部分。颈段短,其内主要是中心粒,由中心粒发出"9+2"排列的微管,构成鞭毛中心的轴丝。在中段,轴丝外侧有 9 根纵行外周致密纤维,外侧再包有线粒体鞘,为鞭毛摆动提供能量,使精子得以快速向前运动。主段最长,轴丝外周无线粒体鞘,代之以纤维鞘。末段短,仅有轴丝。

4. 试述支持细胞的微细及超微结构。

答:又称 Sertoli 细胞。支持细胞的微细结构:在光镜下,支持细胞轮廓不清,核常呈不规则形,核染色质稀疏,染色浅,核仁明显。超微结构:电镜下,可见支持细胞呈不规则锥体形,基部紧贴基膜,顶部伸达管腔,侧面和腔面有许多不规则凹陷,其内镶嵌着各级生精细胞。胞质内可见发达的高尔基复合体,丰富的滑面内质网、粗面内质网、线粒体、溶酶体和糖原颗粒,并有许多微丝和微管。相邻支持细胞侧面近基部的胞膜形成紧密连接,将生精上皮分成基底室和近腔室两部分。基底室位于生精上皮基膜和支持细胞紧密连接之间,该空间内容纳大量精原细胞。近腔室内存在开始分裂分化的一系列生精细胞。

5. 试述睾丸间质细胞的微细及超微结构。

答:又称 Leydig 细胞,该细胞常成群分布,体积较大,圆形或多边形,核圆居中,胞质嗜酸性较强,胞质中有丰富的 3β- 羟类固醇脱氢酶、葡萄糖 -6- 磷酸脱氢酶、乳酸脱氢酶、酸性磷酸酶等。电镜观察间质细胞具有分泌类固醇激素细胞的超微结构特点:胞质内含有丰富的滑面内质网、管状嵴线粒体和大量脂滴。

6. 试述睾丸的发生与演化。

答:生殖腺是由生殖腺嵴表面的体腔上皮、上皮下方的间充质及迁入的原始生殖细胞共同发育形成的。①未分化期:人胚第 5 周时,生殖腺嵴表面上皮长入其下方的间充质,形成许多不规则的上皮细胞索,称初级性索。人胚第 3~4 周,在靠近尿囊根部的卵黄囊内胚层内,出现大而圆的细胞,称原始生殖细胞。以后由于胚胎的纵向折转,卵黄囊的这部分成为胚胎的后肠。原始生殖细胞以变形运动沿着后肠的背系膜向生殖腺嵴迁移。第 6 周时,原始生殖细胞进入间充质中,逐渐进入生殖腺嵴内增厚的上皮内。生殖腺嵴表面上皮受原始生殖细胞的刺激,日益增厚,并向上皮下方的间充质内呈条索状的增殖,从而形成初级性索,又称髓质索。到第 6 周末,初级性索与表面上皮脱离。这时的生殖腺嵴是尚未分化的生殖腺;分为皮质和髓质。皮质是增厚的表面上皮部分,髓质内有初级性索。皮质和髓质内均有原始生殖细胞。在人胚第 6 周以前,无论该胚胎的性染色体是XX型还是XY型,生殖腺的结构是一样的,此阶段的生殖腺为未分化性腺。②睾丸的发生:性腺的分化决定于迁入的原始生殖细胞是否含有 XY 染色体。Y 染色体的短臂上有男性表型发生所必需的基因,称 Y 性别决定区,而 SRY 基因的产物为睾丸决定因子。当未分化阶段的性腺合成 TDF 时,男性生殖系统的发育开始启动。缺少这个基因和蛋白质将发生女性表型。人胚第 7~8 周,胚胎细胞的性染色体为 XY 时,初级性索髓质在 TDF 的作用下不断增厚。与此同时,皮质逐渐变薄,最终成为一薄层间皮,此时皮质消失。第 8 周间皮和髓质之间的间充质分化为一层较厚的致密结缔组织——白膜。白膜的出现是胎儿睾丸发生的一个重要特征。随着睾丸的增大,睾丸逐渐与开始退化的中肾分离,并与睾丸系膜悬系。初级性索向生殖腺嵴深部增殖,并与表面上皮分离,发育为睾丸索,并由此分化为细长、弯曲的袢状生精小管。它们在近门部相互吻合,形成睾丸网。睾丸网是一些中空的小管,管壁很薄,起源不完全清楚。睾丸网的作用是把生精小管和输出小管连接起来。有证据显示胚胎期间的睾丸网能够分泌引发减数分裂的因子。睾丸网发育为生精小管、直精小管和睾丸网。可能是由于 TDF 的作用,生精小管的间充质细胞发育为间质细胞,分泌雄激素。生精小管的这种结构状态持续至青春期前第 8 周时,间质细胞开始分泌雄激素——睾酮和雄烯二酮,维持中肾管的存活,最终导致男性表型和外生殖器的发育。在睾丸发育的早期阶段,睾酮的合成受到胎盘分泌的人绒毛膜促性腺激素的调节,人绒毛膜促性腺激素在第 8~12 周时出现高峰,刺激睾丸产生睾酮。睾丸发育的晚期阶段,垂体分泌的促性腺激素逐渐替代了胎盘的作用。此外,睾丸的支持细胞产生抗中肾旁管激素(AMH),该激素抑制中肾旁管的发育。直到青春期,AMH 的水平才慢慢下降。青春期之前的生精小管是实心小管,青春期之后才出现管腔。青春期之前的生精小管的管壁由两种细胞组成:精原细胞(由原始生殖细胞发育而来)和支持细胞(由睾丸的表面上皮发育而来)。在胎儿睾丸中,支持细胞占据了生精上皮的大部分。在随后的发育过程中,睾丸的表面上皮变得扁平,形成成人睾丸外表面的间皮。睾丸网和15~20 根残余的中肾小管相连,后者将发育为输出小管,中肾管前段将发育为附睾管。早期睾丸支持细胞和原始生殖细胞之间的相互联系在精子的产生过程中起着重要作用。一旦原始生殖细胞进入生殖腺嵴,马上发生这两种细胞之间的相互作用,直接抑制了原始生殖细胞的有丝分裂,同时阻止生殖细胞进入减数分裂。直到青春期时,才开始完成精子形成的所有过程,包括生殖细胞的有丝分裂、精原细胞的分化以及精子发生。

7. 试述完全型睾丸女性化综合征和不完全型睾丸女性化综合征的区别。

答:又称为雄激素不敏感综合征。患者体内有睾丸,能分泌雄激素,染色体组型为 46,XY。由于患者 X 染色体长臂 q11~12 部位的雄激素受体基因发生突变,使雄激素受体合成异常,造成雄激素受体缺失、减少或结构异常,从而导致中肾管未能发育成男性生殖管道,外生殖器也未能向男性方向分化,自然地成女性表型。然而睾丸支持细胞产生的抗中肾旁管激素仍能抑制中肾旁管的发育,故输卵管和子宫也未能发育。患者外阴呈女性,且具有女性第二性征。根据雄激素缺陷程度及临床症状,将睾丸女性化综合征分为完全型和不完全型两大类:完全型患者的体态和外生殖器呈女性,盲端阴道,青春期乳房发育,睾丸位于腹股沟管内、大小正常,没有精子发生;不完全型患者女性化体态不完全,有部分男性化表型,如阴唇部融合,阴蒂肥大,乳房在青春期亦有一定程度的发育等。

8. 试述真两性畸形的原因。

答:外生殖器及第二性征介于男女之间,患者体内同时具有睾丸及卵巢,即同时具有 46,XX 和 46,XY 两种染色体组型的细胞,第二性征似男性或女性,此种畸形极为罕见,原因不明。一种解释为:当 Y 精子使卵细胞受精时,次级卵母细胞完成第二次减数分裂,但其细胞质对等分配,形成两个等大的成熟卵细胞:1 个核型为 46,XY,另一个核型为 23,X(相当于第二极体)。后者也被激活,复制染色体,成为二倍体细胞(核型为 46,XX)后,进行卵裂。于是胚胎成为嵌合体。

9. 什么是肾上腺生殖综合征?试述其发生的原因。

答:女性假两性畸形具卵巢,外生殖器似男性,染色体组型为 46,XX,可分为进行性和非进行性两种。进行性女性假两性畸形可由胎儿体内分泌过多的雄激素引起,常同时伴有先天性肾上腺皮质增生,又称为肾上腺生殖综合征,这种综合征是两性畸形中最常见的一种。非进行性女性假两性畸形可由母亲雄激素过多、外源性合成激素的作用以及自发性因素造成。

10. 睾丸是怎样产生精子的?试述下丘脑和腺垂体对睾丸生精功能的调节。

答:睾丸中的曲细精管是产生精子的部位。原始的生精细胞为精原细胞,从青春期开始分阶段发育成精子的顺序依次为:精原细胞、初级精母细胞、次级精母细胞、精子细胞、精子。共经历三个连续的阶段:精原细胞增殖期、精母细胞减数分裂期和精子分化期。生成精子的过程约需两个多月,并需要较低的适宜温度和特殊的微环境。下丘脑分泌促性腺激素释放激素,作用于腺垂体,调控 FSH 和 LH 的释放,进而影响睾丸的生精功能。LH 主要作用于睾丸间质细胞,促进睾酮的生成和分泌,在 FSH 存在的前体下,睾酮可使生精过程得以维持。即 FSH 对睾丸生精过程有启动作用,睾酮有维持生精的效应,两者配合,共同调节生精过程。FSH 还可刺激支持细胞产生雄激素结合蛋白,以提高和维持雄激素在曲细精管的局部浓度,有利于生精过程。同时,睾丸激素对下丘脑 - 腺垂体有反馈调节作用,LH 促进间质细胞分泌睾酮,睾酮又可反馈抑制下丘脑和腺垂体,抑制促性腺激素释放激素和 LH 的分泌,FSH 促进支持细胞分泌抑制素,抑制素可反馈抑制 FSH 的分泌。

(李媛洁　郝爱军　王医术　李伟红)

第三章

男性生殖管道与外生殖器的结构、功能与病理

一、男性生殖管道的结构与功能

【学习要点】

熟悉：附睾的结构和功能。

了解：输精管和射精管的结构。

【内容要点】

1. 附睾由输出小管和附睾管组成。输出小管与睾丸网连接，构成附睾头的大部分，其远端与附睾管相连。管周由平滑肌围绕，而管壁内衬纤毛柱状细胞。附睾管远端与输精管相连，管腔充满精子与分泌物。附睾参与精子的储存和浓缩、残余体和受损精子的清除、精子的成熟。

2. 输精管分为睾丸部、精索部、腹股沟管部以及盆部等四个部分，其末端与精囊的排泄管汇合形成射精管。熟悉前列腺的组成、腺分泌部及间质的结构特点，精液的组成及特点并结合临床初步了解男性不育的概念及其病因。了解阴茎的基本结构和功能。

二、阴囊、阴茎与男性尿道的结构与功能

【学习要点】

掌握：阴茎的结构与功能。

熟悉：男性尿道的组成。

了解：阴囊的结构。

【内容要点】

1. 阴茎为男性的性交器官，分为头、体和根 3 部分。阴茎主要由两条阴茎海绵体和一条尿道海绵体组成，前端膨大形成阴茎头，后端膨大形成尿道球。海绵体主要由勃起组织构成，期间的血窦中血液的多少，决定了阴茎勃起的程度。

2. 阴茎血管、淋巴管和神经参与了阴茎勃起过程。

3. 男性尿道兼有排尿和排精的功能，可分为前列腺部、膜部以及海绵体部。

三、男性生殖管道与外生殖器的发生

【学习要点】

掌握：男性生殖管道的发生过程。

熟悉：男性外生殖器的发生过程。

了解:生殖系统的畸形。

【内容要点】

1. 男性生殖管道的发生分为未分化期和男性生殖管道的分化。人胚第6周时,男女两性胚胎都具有两套生殖管,即中肾管和中肾旁管。中肾旁管上端开口于腹腔,下端在窦腔内形成一隆起,称窦结节。到分化期,雄激素促使与睾丸相邻的中肾小管发育为附睾的输出小管,中肾管头端增长弯曲成附睾管,中段变直形成输精管,尾端成为射精管的精囊。

2. 男性生殖管道的先天性畸形有尿道下裂,尿道异位开口于尿道腹侧。男女均可发生,主要见于男性。因左右尿生殖褶未能在中间闭合,尿道阴茎发育不全,尿道开口于阴茎的腹侧面,其发生与雄激素水平低及遗传有关。尿道下裂常伴有睾丸未降和不同程度的阴茎下弯。

3. 男性外生殖器的发生也存在未分化期和男性外生殖器的分化。第5周初,尿生殖膜的头侧形成生殖结节。两侧各有两条隆起,内侧的为尿生殖褶,外侧的为阴唇阴囊隆起。而在分化期,生殖结节伸长形成阴茎,尿生殖褶形成尿道海绵体部。左右阴唇阴囊隆起移向尾侧,并相互靠拢,在中线处愈合成阴囊。

四、阴 茎 病 理

【学习要点】

掌握:阴茎癌的病理变化。

熟悉:阴茎癌的临床表现。

了解:阴茎炎的部位及表现。

【内容要点】

1. 阴茎炎的损害主要发生在龟头的边缘与冠状沟交界处和系带处,而非整个阴茎。阴茎炎症包括阴茎皮肤病、海绵体炎和尿道黏膜炎等,主要表现为非特异性急性或慢性炎症过程。阴茎非特异性炎常表现为萎缩硬化性苔藓、龟头包皮炎和白塞病等。青年人发病主要是以性传播疾病为主的尿道黏膜炎或肉芽肿性炎。

2. 阴茎癌是起源于阴茎头、冠状沟和包皮内板黏膜以及阴茎皮肤的恶性肿瘤,最常见的发生部位是在包皮系带附近、阴茎头冠状沟、包皮内板及外尿道口边缘,极少发生于阴茎体。大体上可分为原位癌、乳头状癌和浸润型癌。疣状癌(verrucous carcinoma)为发生在男性或女性的外阴黏膜的高分化鳞癌,低度恶性。肿瘤向外或向内呈乳头状生长,仅在局部呈舌状向下推进性浸润,极少发生转移。因大体观和镜下观均和尖锐湿疣相似,外观似疣状而得名。

【习题】

(一)选择题

A1型题(单句型最佳选择题)

1. 附睾内的管道有

A. 生精小管　　　　B. 输出小管　　　　C. 输精管
D. 直精小管　　　　E. 输尿管

2. 关于附睾输出小管错误的描述是

A. 构成附睾头的大部
B. 管壁上皮均为纤毛细胞
C. 管壁有薄层环形平滑肌围绕
D. 可对管腔中的物质进行重吸收
E. 纤毛摆动有助于管腔内液体及精子向附睾管方向移动

3. 关于附睾管**错误的**描述是
　　A. 管壁为单层纤毛柱状上皮
　　B. 主细胞具有重吸收和分泌功能
　　C. 主细胞和亮细胞有很强的吞饮功能
　　D. 基细胞与主细胞之间有桥粒连接
　　E. 晕细胞参与附睾局部的免疫屏障,能阻止精子抗原与循环血液的接触

4. 精子在附睾中发生的变化**不包括**
　　A. 精子形态结构发生变化　　　　　　　　B. 精子核变得更浓集和稳定
　　C. 精子膜的主动转运能力增强　　　　　　D. 精子膜表面糖基发生改变
　　E. 精子顶体发生顶体反应

5. 由单层上皮构成的是
　　A. 生精小管　　　　　　　B. 直精小管　　　　　　　C. 附睾管
　　D. 输精管　　　　　　　　E. 输尿管

6. 关于主细胞描述**错误的**是
　　A. 分布于附睾管各段,形态变化不一　　　　B. 细胞游离面有静纤毛
　　C. 细胞器发达,可见丰富的脂滴　　　　　　D. 相邻主细胞近腔面有桥粒
　　E. 有吞饮、重吸收和分泌功能

7. 附睾管中有免疫屏障作用的细胞是
　　A. 主细胞　　　　　　　　B. 顶细胞　　　　　　　　C. 晕细胞
　　D. 亮细胞　　　　　　　　E. 基细胞

8. 附睾管直接延续为
　　A. 生精小管　　　　　　　B. 睾丸输出小管　　　　　C. 直精小管
　　D. 输精管　　　　　　　　E. 射精管

9. 输精管的分部
　　A. 附睾部　　B. 腹部　　　C. 盆部　　　D. 壶腹部　　　E. 前列腺部

10. 男性绝育手术结扎输精管的最佳部位
　　A. 睾丸部　　B. 精索部　　　C. 腹股沟管部　　D. 盆部　　　E. 射精管部

11. 输精管最长的一段是
　　A. 睾丸部　　B. 精索部　　　C. 腹股沟管部　　D. 盆部　　　E. 射精管部

12. 男性精索包括
　　A. 睾丸输出小管　　　　　B. 附睾管　　　　　　　　C. 输精管
　　D. 射精管　　　　　　　　E. 生精小管

13. 射精管
　　A. 储存精子的器官　　　　B. 穿过尿道膜部　　　　　C. 穿过前列腺实质
　　D. 开口于尿道球部　　　　E. 穿过腹股沟管部

14. 射精管开口于
　　A. 尿道球部　　　　　　　B. 尿道膜部　　　　　　　C. 尿道海绵体部
　　D. 尿道前列腺部　　　　　E. 精索部

15. 关于阴茎的描述**错误的**是
　　A. 由一个阴茎海绵体和两个尿道海绵体构成
　　B. 海绵体外有致密结缔组织组成的坚韧白膜包裹
　　C. 海绵体内有大量形状不规则直径不均匀的血窦
　　D. 血窦间的结缔组织小梁内富含平滑肌纤维

E. 阴茎勃起受到肾上腺素能神经和副交感神经等的调控

16. 男性尿道最狭窄的部位是

　　A. 尿道内口　　　B. 尿道外口　　　C. 尿道球部　　　D. 尿道膜部　　　E. 前列腺部

17. 男性尿道描述**错误的**是

　　A. 有三个狭窄　　　　　　　　　　　　　　B. 有三个扩大

　　C. 有两个弯曲　　　　　　　　　　　　　　D. 可分为前列腺部,球部,海绵体部

　　E. 可分为前列腺部,膜部,海绵体部

18. 男性尿道膨大部位是

　　A. 尿道外口　　　B. 尿道膜部　　　C. 尿道内口　　　D. 尿道球部　　　E. 前列腺部

19. 临床上称为前尿道的是

　　A. 尿道球部　　　　　　　　B. 尿道膜部　　　　　　　　C. 尿道前列腺部

　　D. 尿道海绵体部　　　　　　E. 尿道外口

20. 骨盆骨折易损伤的部位是

　　A. 尿道球部　　　　　　　　B. 尿道膜部　　　　　　　　C. 尿道前列腺部

　　D. 尿道海绵体部　　　　　　E. 尿道外口

21. 骑跨伤易损伤的部位是

　　A. 尿道球部　　　　　　　　B. 尿道膜部　　　　　　　　C. 尿道前列腺部

　　D. 尿道海绵体部　　　　　　E. 尿道外口

22. 骨盆骨折引起膜部尿道断裂,产生尿液外渗范围主要在

　　A. 会阴浅隙　　　　　　　　B. 会阴深隙　　　　　　　　C. 阴囊内

　　D. 盆筋膜间隙　　　　　　　E. 尿道球部

23. 尿道下裂产生的原因是

　　A. 左、右生殖隆突闭合不全　　B. 左、右尿生殖褶闭合不全　　C. 生殖结节腹侧分裂

　　D. 窦节结节腹侧分裂　　　　　E. 尿生殖嵴腹侧分裂

24. 可能与阴茎癌的发生**无关的**是

　　A. 包茎　　　　　　　　　　　　　　　　　B. 包皮过长

　　C. 人类乳头瘤病毒(HPV)16 型　　　　　　D. 人类乳头瘤病毒(HPV)18 型

　　E. 淋球菌感染

25. 阴茎癌好发部位是

　　A. 包皮系带附近　　　　　　B. 阴茎头冠状沟　　　　　　C. 包皮内板

　　D. 外尿道口边缘　　　　　　E. 以上部位均可发生

26. 阴茎乳头状癌大体常表现为

　　A. 边界清楚的红色略突起的斑块　　　　　　B. 向外生长的包块

　　C. 癌肿表面呈结节状,有溃疡　　　　　　　D. 似尖锐湿疣,或呈菜花样外观

　　E. 以上均不是

27. 阴茎癌最常见的组织学类型为

　　A. 鳞状细胞癌　　　　　　　B. 腺癌　　　　　　　　　　C. 小细胞癌

　　D. 肉瘤样癌　　　　　　　　E. 腺鳞癌

B 型题(配伍题)

(28~29 题共用备选答案)

　　A. 睾丸　　　　　B. 附睾　　　　　C. 输精管　　　　　D. 男性尿道　　　　　E. 尿道球腺

28. 呈新月形的器官是

29. 可分成四个部分的是

(30~31 题共用备选答案)

    A. 尿道前列腺部损伤　　　　B. 尿道膜部损伤　　　　　C. 尿道海绵体部损伤

    D. 输尿管损伤　　　　　　　E. 膀胱损伤

30. 骨盆骨折多引起

31. 骑跨伤

(32~33 题共用备选答案)

    A. 尿道海绵体部　　　　　　B. 尿道膜体部　　　　　　C. 尿道前列腺部

    D. 尿生殖膈　　　　　　　　E. 尿道球部

32. 临床上称为前尿道的是

33. 尿道球腺开口位于

(34~35 题共用备选答案)

    A. 尿道内口　　B. 尿道外口　　C. 尿道舟状窝　　D. 耻骨前弯　　E. 耻骨下弯

34. 男性尿道中,膨大部位是

35. 男性尿道中,恒定的弯曲是

(36~37 题共用备选答案)

    A. 尿道海绵体部　　　　　　B. 尿道膜体部　　　　　　C. 尿道前列腺部

    D. 尿生殖膈　　　　　　　　E. 尿道球部

36. 射精管的排泄口

37. 前列腺的排泄口

(二) 名词解释

1. 附睾

2. 输精管壶腹

3. 精索

4. 射精管

5. 肉膜

6. 阴茎包皮

7. 前尿道

8. 后尿道

9. 尿道下裂

10. 疣状癌

(三) 简答题

1. 精索表面包括哪些被膜?

2. 射精管的组成及开口?

3. 输精管的分部及结扎部位?

4. 男性尿道的分部及功能?

5. 阴茎的分部及组成?

6. 常见阴茎癌的肉眼和显微镜下的病理变化。

(四) 问答题

1. 试述产生精子的部位和精子排出体外的途径。

2. 试述附睾的位置及形态。

3. 试述阴茎的血供、淋巴回流及神经支配。

4. 什么是尿道下裂？试述其原因及表现。

【参考答案】

（一）选择题

1. B	2. B	3. A	4. E	5. B	6. D	7. C	8. D	9. C	10. B
11. D	12. C	13. C	14. D	15. A	16. B	17. D	18. D	19. D	20. B
21. A	22. A	23. B	24. E	25. E	26. D	27. A	28. B	29. C	30. B
31. A	32. A	33. E	34. C	35. E	36. C	37. C			

（二）名词解释

1. 附睾：由附睾管盘曲而成，呈新月形，紧贴睾丸的上端和后缘，上端膨大称为附睾头，中部为体，下端为尾，向上弯曲移行于输精管，是营养和储存精子的器官。

2. 输精管壶腹：位于膀胱底的后面，两侧输精管逐渐靠近，在末端呈纺锤形膨大，称为输精管壶腹。

3. 精索：为柔软的条索状结构，从腹股沟管腹环穿行于腹股沟管，出皮下环后延至睾丸上端。精索内主要有输精管、睾丸动脉、蔓状静脉丛、输精管血管、神经、淋巴管和腹膜鞘突的残余（鞘韧带）等。在腹股沟管浅环至睾丸之间的精索，活动度较大，活体极易摸到。

4. 射精管：由输精管末端与精囊腺的排泄管汇合而成，长约2cm，向前下穿前列腺实质，开口于尿道的前列腺部。

5. 肉膜：皮下浅筋膜，内含平滑肌，是阴囊组成部分之一。与腹前外侧壁的Scarpa筋膜和会阴部Colles筋膜相延续，可随外界温度变化舒缩，以调节阴囊内的温度，有利于精子的发育与生存。

6. 阴茎包皮：阴茎颈前方皮肤形成双层游离的环形皱襞包绕阴茎头，称为阴茎包皮。幼儿包皮较长，包裹整个阴茎头，成人后包皮向后退缩，暴露阴茎头，如不能暴露，则为包皮过长。

7. 前尿道：临床上称男性尿道海绵体部为前尿道。

8. 后尿道：男性尿道前列腺部和膜部合称为后尿道。

9. 尿道下裂：尿道异位开口于尿道腹侧，称为尿道下裂。男女均可发生，主要见于男性。因左右尿生殖褶未能在中间闭合，尿道阴茎发育不全，尿道开口于阴茎的腹侧面，其发生与雄激素水平低及遗传有关。

10. 疣状癌：为发生在男性或女性的外阴黏膜的高分化鳞癌，低度恶性。肿瘤向外或向内呈乳头状生长，仅在局部呈舌状向下推进性浸润，极少发生转移。因大体观和镜下观均和尖锐湿疣相似，外观似疣状而得名。

（三）简答题

1. 精索表面包括哪些被膜？

答：精索表面包括三层被膜，从内向外依次为精索内筋膜、提睾肌和精索外筋膜。

2. 射精管的组成及开口？

答：射精管由输精管的末端与精囊的排泄管汇合而成，开口于尿道的前列腺部。

3. 输精管的分部及结扎部位？

答：输精管按其行程可分为4部：睾丸部，精索部，腹股沟管部和盆部。精索部位于皮下，又称皮下部，位置表浅易于经皮肤触及，为男性绝育手术结扎输精管的最佳部位。

4. 男性尿道的分部及功能？

答：男性尿道有排尿和排精的功能，可分前列腺部、膜部、海绵体部3部分。

5. 阴茎的分部及组成？

答：阴茎分为头、体和根3部分。主要由两条阴茎海绵体和一条尿道海绵体组成。

6. 常见阴茎癌的肉眼和显微镜下的病理变化。

答：大体上阴茎癌可分为原位癌、乳头状癌和浸润型癌。镜下阴茎癌多数为分化程度不一的鳞状细胞，一般分化较好，癌巢中央可出现角化珠或癌珠；细胞间可见细胞间桥。分化较差的鳞状细胞癌可无角化，细胞间桥少或无。

(四) 问答题

1. 试述产生精子的部位和精子排出体外的途径。

答:睾丸小叶内的生精小管上皮产生精子。精子通过睾丸的生精小管、直精小管、睾丸网、睾丸输出小管、附睾、输精管、射精管、尿道前列腺部、尿道膜部、尿道海绵体部、尿道外口排出体外。

2. 试述附睾的位置及形态。

答:附睾呈新月形,紧贴睾丸的上端和后缘,略偏外侧。上端膨大为附睾头,中部为附睾体,下端为附睾尾。睾丸输出小管进入附睾后,弯曲盘绕形成膨大的附睾头,末端汇合成一条附睾管。附睾管迂曲而形成附睾体和尾,附睾尾向上弯曲移行为输精管。

3. 试述阴茎的血供,淋巴回流及神经支配。

答:动脉来源非常丰富,主要来自阴茎背动脉和阴茎深动脉,两动脉彼此吻合。阴茎背动脉和阴茎深动脉进入阴茎海绵体分支营养海绵体小梁,其中有些小动脉终止于海绵体毛细血管网或直接开口于海绵体腔内。静脉有阴茎背浅静脉和阴茎背深静脉,前者收集阴茎包皮及皮下的小静脉,经阴部外浅静脉汇入大隐静脉;后者收集阴茎海绵体和阴茎头的静脉血,向后穿过耻骨弓状韧带与会阴横韧带之间进入盆腔,分左、右支汇入前列腺静脉丛。淋巴管分浅、深两组。浅组淋巴管收集包皮、阴茎皮肤、皮下组织及阴茎筋膜的淋巴,注入腹股沟下浅淋巴结。深组淋巴管收集阴茎头和阴茎海绵体的淋巴,经阴茎筋膜深面,注入腹股沟下深淋巴结。此外,阴茎的淋巴管尚有直接注入髂内淋巴结。神经主要来自副交感神经的脊髓第2~4节段,通过阴部神经和盆丛分布于阴茎海绵体和皮肤。经盆丛来的含交感神经(来自脊髓胸11~腰2节段)和副交感神经,沿血管分布于阴茎海绵体。副交感神经是阴茎勃起的主要神经,又称为勃起神经。

4. 什么是尿道下裂? 试述其原因及表现。

答:尿道异位开口于尿道腹侧,称为尿道下裂。男女均可发生,主要见于男性。因左右尿生殖褶未能在中间闭合,尿道阴茎发育不全,尿道开口于阴茎的腹侧面,其发生与雄激素水平低及遗传有关。尿道下裂常伴有睾丸未降和不同程度的阴茎下弯。女性尿道下裂极罕见,发生原因尚不十分明确。女性尿道下裂分为3种:尿道和阴道之间的隔膜完全缺损;处女膜位置比正常者深,尿道开口于处女膜外侧;处女膜位置正常,但尿道开口于处女膜内侧。

(王医术　沃雁　丁文龙　郝爱军　周劲松)

第四章

附属性腺的结构、功能与病理

【学习要点】

掌握：前列腺癌的病理变化及分级。

熟悉：

1. 前列腺的结构和功能。

2. 前列腺增生的病理变化及临床病理联系。

3. 前列腺癌的临床病理联系。

了解：

1. 精囊的结构和功能。

2. 尿道球腺的结构与功能。

3. 精液的组成。

4. 附属腺的发生过程。

【内容要点】

1. 前列腺为实质性器官，位于膀胱与尿生殖膈之间，可分为五叶：前叶、中叶、后叶以及两侧叶。前列腺真假被膜之间有前列腺静脉丛、动脉以及神经分支。其腺实体可分为尿道周带、内带以及外带。

2. 前列腺分泌产生前列腺液，其作用是保持精子活力、维持精液渗透压和酸碱平衡、促进受精以及抗生殖道感染。

3. 精囊为长椭圆形的囊状器官，精囊排泄管与输精管壶腹的末端汇合成射精管。精囊分泌弱碱性的淡黄色液体，包含果糖、前列腺素以及凝固因子等，促进精子的运动能力。

4. 尿道球腺是一对豌豆大的球形器官，位于会阴深横肌肉。腺的排泄管细长，开口于尿道球部。其分泌物为无色透明的黏液，是精液的组成成分之一。

5. 精液为睾丸所产生的精子、分泌物和生殖管导腺体（附睾、前列腺、精囊、尿道附属腺体等）的分泌物合并而成。前列腺液、精囊液和尿道球腺分泌的少量液体一起合称精浆。

6. 3 个附性腺的发生位置在中肾管和尿道之间。第 10 周时，中肾管的尾端向外侧生长形成精囊腺，与精囊腺相连的中肾管末端将发育为射精管。尿道前列腺部的内胚层细胞生长，分化为腺上皮，最终形成前列腺。最初的前列腺由至少 5 组相互独立的实心前列腺索组成，11 周时，前列腺索出现内腔和腺泡，到第 13~15 周时，睾酮水平达到最高，前列腺开始具备分泌功能。前列腺发生的同时，尿道球腺在前列腺下方的尿道下方萌芽。成对出现的豌豆大小的尿道球腺来自尿道的海绵体部，周边的间充质形成平滑肌纤维和结缔组织。

7. 常见的前列腺病理改变包括前列腺炎、前列腺增生症、前列腺癌。不同病因造成的前列腺炎病理学变化不同，表现为急性细菌性前列腺炎、慢性前列腺炎以及肉芽肿性前列腺炎。前列腺癌是欧美男性以及老年男性生殖系统最常见的恶性肿瘤之一。前列腺特异性抗原 PSA 是前列腺癌的最佳标志物。前列腺上皮内肿瘤是前列腺的癌前病变。

【习题】

（一）选择题

A1 型题（单句型最佳选择题）

1. 描述**不符合**前列腺特点的是

    A. 腺实质由复管泡腺组成   B. 腺泡上皮为单层立方上皮

    C. 腺泡腔内可见前列腺凝固体   D. 凝固体可钙化为前列腺结石

    E. 其分泌物构成精浆

2. 前列腺实质**不包括**

    A. 黏膜腺   B. 尿道周带   C. 黏膜下腺   D. 主腺   E. 尿道球腺

3. 分泌精浆中的果糖的器官是

    A. 附睾   B. 前列腺   C. 精囊   D. 尿道球腺   E. 睾丸

4. 关于精液的描述**错误的**是

    A. 由精子和精浆组成，精浆体积约占精液的 95%

    B. 呈乳白色，pH 为 5~6，呈弱酸性

    C. 正常男性每次射精总量为 3~5ml，每毫升精液含 1 亿 ~2 亿个精子

    D. 若精液量少于 1ml 或精子密度低于 4×10^6/ml，可导致不育

    E. 精浆为各段生殖管道和附属腺体的混合分泌物

5. 下列为男性附属性腺的器官是

    A. 睾丸和附睾   B. 附睾和前列腺   C. 前列腺和精囊

    D. 睾丸和前列腺   E. 附睾和尿道球腺

6. 急性细菌性前列腺炎患者的前列腺液涂片中可见

    A. 大量淋巴细胞   B. 大量嗜酸性粒细胞   C. 大量中性粒细胞

    D. 大量浆细胞   E. 大量巨噬细胞

7. 前列腺增生症增生的成分包括

    A. 前列腺中的纤维   B. 前列腺中的平滑肌   C. 前列腺中的腺体

    D. 前列腺中的腺泡上皮   E. 以上均正确

8. 前列腺增生症的发生的相关因素是

    A. 肥胖   B. 消瘦   C. 年龄   D. 高脂饮食   E. 吸烟

9. 肉眼观，前列腺增生症中，以腺体增生为主的结节表现为

    A. 色偏黄，质地较软，切面呈蜂窝状   B. 色灰白，质地较韧，与周围界限不清楚

    C. 色偏黄，质地较韧，与周围界限清楚   D. 色灰白，质地较软，与周围界限不清

    E. 色偏黄，质地较韧，切面呈蜂窝状

10. 引起前列腺癌的危险因素有

    A. 年龄   B. 种族   C. 遗传因素   D. 激素   E. 以上都正确

11. 下面对前列腺腺癌描述**错误的**是

    A. 前列腺癌多数为分化较好的腺癌

    B. 外层的基底细胞缺如及核仁增大是高分化腺癌的主要诊断依据

    C. 大体呈灰白或浅黄色，质韧，和周围前列腺组织界限不清

    D. 主要由纤维、平滑肌和腺体组成

    E. 在低分化癌中，癌细胞呈实性巢、索状排列

12. 前列腺癌 Gleason 分级依据的组织结构是

    A. 腺体结构   B. 肿瘤边界   C. 周边浸润

    D. 腺体排列和大小   E. 以上都正确

13. 前列腺癌经血行转移主要转移到的部位是

    A. 骨   B. 肝   C. 肺   D. 脑   E. 肾

14. 对前列腺上皮内肿瘤(PIN)描述正确的是

    A. 是前列腺导管和腺泡上皮的异常增生

    B. 形态学上具有一定异型性

    C. 异型细胞外侧有一层基底细胞和完整基底膜

    D. 是前列腺的癌前病变

    E. 以上都正确

15. 前列腺癌的 TNM 分期**不能**确定

    A. 肿瘤大小   B. 肿瘤分化情况   C. 远处转移状况

    D. 周围组织浸润情况   E. 淋巴结转移情况

B 型题(配伍题)

(16~17 题共用备选答案)

    A. 睾丸   B. 附睾   C. 精囊腺   D. 射精管   E. 阴茎

16. 不属于男性内生殖器官的是

17. 男性内生殖器的附属腺体是

(18~19 题共用备选答案)

    A. 睾丸   B. 附睾   C. 输精管   D. 男性尿道   E. 尿道球腺

18. 能产生精子的器官

19. 排泄口开口于尿道球部的是

A3 型(病历串型最佳选择题)

(20~22 题题干共用)

33 岁男性,结婚 10 年未育,时常感觉左下腹疼痛并伴有发热。从青春期开始精液量少,近 6 年来有间歇性尿液浑浊。查体左下腹轻微压痛,外生殖器、阴囊未见异常。直肠指检前列腺正常大小,左侧可触及结石样质地坚硬的肿块(2.4cm × 2.5cm)。

20. 为明确诊断,需要的实验室检查**不包括**

    A. 精液常规   B. 尿常规   C. 下腹部 CT 检查

    D. 胸部 X 线检查   E. 血清性激素检测

21. 正常成年男性每次射精量为

    A. 1~3ml   B. 3~5ml   C. 5~7ml   D. 7~9ml   E. 9~10ml

22. 关于前列腺描述**不正确**的是

    A. 其被膜的结缔组织内富含弹性纤维和平滑肌纤维

    B. 腺腔内的凝固体可钙化形成前列腺结石

    C. 前列腺肥大可压迫尿道,造成排尿困难

    D. 前列腺肥大若不加以治疗往往发展为前列腺癌

    E. 前列腺分泌物中的某些蛋白质可以作为生物标记来判断前列腺的功能

(23~24 题题干共用)

患者精液常规检查未发现精子,血清 FSH(卵泡刺激素)和睾酮水平均在正常范围。行睾丸穿刺活检,镜下可见各级生精细胞。

  23. 合成分泌血清中睾酮的细胞是

A. 精原细胞　　　　　　　　B. 精子细胞　　　　　　　　C. 睾丸间质细胞

D. 支持细胞　　　　　　　　E. 初级精母细胞

24. 下列各项表述**错误的**是

A. 睾丸间质细胞还可分泌雌激素　　　　B. 睾酮分泌受卵泡刺激素调节

C. 睾酮分泌受催乳素调节　　　　　　　D. 肾上腺皮质细胞还可分泌睾酮

E. 肾上腺髓质细胞还可分泌睾酮

(25~26 题题干共用)

患者尿常规示白细胞(+),腹部 X 线检查示左侧耻骨结节上方可见一卵圆形阴影。腹部 CT 检查显示左侧精囊区可见结石,左侧肾盂积水。行左侧肾盂造影术,结果显示左侧输尿管憩室结石(3cm)。左下输尿管憩室结石导致近端肾盂积水以及射精管和精囊阻塞。患者在腹腔镜下行左侧肾输尿管切除术。术后三个月随访,精液常规检查可见精子,精子计数 1×10^7/ml,术后 6 个月随访,精子计数 2×10^7/ml,但该患者仍未能使配偶受孕。

25. 术前导致患者不育的原因是

A. 肾盂积水　　　　　　　B. 结石压迫,输精管道阻塞　　　　C. 泌尿系统感染

D. 肾虚　　　　　　　　　E. 肾盂肾炎

26. 术后患者仍然不育的原因是

A. 手术失败　　　　　　　B. 精子密度过低　　　　　　　　　C. 精子活力低下

D. 结石长期压迫影响精囊功能　　　E. 畸形精子比例过高

(二) 名词解释

1. 精囊腺

2. 前列腺增生症

3. 前列腺上皮内瘤

4. 前列腺特异性抗原

(三) 简答题

1. 前列腺增生的大体及镜下改变。

2. 试述前列腺癌的 Gleason 分级及各级显微镜下主要形态特征。

3. 前列腺癌的大体及镜下表现。

(四) 问答题

试述男性附性腺的发生过程。

【参考答案】

(一) 选择题

1. B　　2. E　　3. C　　4. B　　5. C　　6. C　　7. E　　8. C　　9. A　　10. E

11. D　12. E　13. A　14. E　15. B　16. E　17. C　18. A　19. E　20. D

21. B　22. D　23. C　24. E　25. B　26. A

(二) 名词解释

1. 精囊腺:第 10 周时,中肾管的尾端向外侧生长形成精囊腺,精囊腺产生的分泌物具有营养精子的作用。

2. 前列腺增生症:良性前列腺增生又称结节状前列腺增生或前列腺肥大。为前列腺的一种良性病变。组织学上主要表现为前列腺间质和腺体成分的增生。

3. 前列腺上皮内瘤:前列腺上皮内肿瘤(prostatic intraepithelial neoplasia,PIN)是指前列腺导管和腺泡上皮的异常增生。PIN 形态学上具有一定异型性,但尚保存原腺体结构或基底细胞层,无间质浸润,是前列腺的癌前病变。

4. 前列腺特异性抗原:前列腺特异性抗原(prostatic-specific antigen,PSA)是前列腺癌的最佳标志物,正

常前列腺组织可分泌 PSA,但前列腺癌组织 PSA 的分泌量明显增高,因而 PSA 主要用于前列腺癌早期诊断、分期、评估和监测病情变化及各种治疗措施的疗效和随访,亦有助于原发前列腺肿瘤和转移癌的鉴别。

（三）简答题

1. 前列腺增生的大体及镜下改变。

答:肉眼观,增生的前列腺呈结节状,体积明显增大。肥大的腺体结节,颜色和质地与增生的腺组织内肌肉纤维的比例有关,以腺体增生为主的呈淡黄色,质地较软,切面可见大小不一的蜂窝状腔隙,挤压可见奶白色前列腺液体流出;而以纤维平滑肌增生为主者,色灰白,质地较韧。镜下,前列腺增生的成分主要由纤维、平滑肌和腺体组成,三种成分所占比例因人而异。腺体增生常为主要成分,增生的腺体和腺泡相互聚集或在增生的间质中散在随机排列,腺体的上皮由两层细胞构成,内层细胞呈柱状,外层细胞呈立方或扁平形,周围有完整的基膜包绕,上皮细胞向腔内出芽呈乳头状或形成皱褶,腔内常含有淀粉小体。另一种肥大的腺体结节主要由纤维、肌肉组织增生,根据其所含各种组织的多少,分为纤维腺样瘤型、纤维肌腺瘤型、平滑肌瘤型、间质型等。此外,还可见鳞状上皮化生和小灶性梗死,化生的上皮常位于梗死灶的周边。

2. 试述前列腺癌的 Gleason 分级及各级显微镜下主要形态特征。

答:Gleason 前列腺癌分级标准主要根据腺体结构分化程度分为 5 个级别,1~5 级,分化程度依次降低。各级形态学要点如下:

Gleason 1 级:边界清楚、一般呈圆形结节,膨胀性生长;结节内可见中等大小圆形腺体,结构和大小一致;腺体排列紧密,间质很少,但每一个腺体独立生长,并不融合,无浸润。

Gleason 2 级:与 Gleason1 级相似,但腺体大小和形态表现出明显的不一致性,圆形或卵形,排列较松散,腺体之间有较多的间质分隔,肿瘤结节边缘可有少许浸润。

Gleason 3 级:形态和大小明显不规则的腺体在较宽的间质中杂乱浸润性生长,腺体保持独立。肿瘤腺体在良性腺体间浸润是其突出特点。

Gleason 4 级:腺体融合为其共同特点。

Gleason 5 级:分为 5a 和 5b。5a 是在 3c 或 Gleason 4 级的基础上伴有粉刺状坏死。5b 的特征是伴有实性、片状、索状或单个肿瘤细胞浸润,无腺样分化。

3. 前列腺癌的大体及镜下表现。

答:肉眼上,约 70% 的肿瘤发生在前列腺的周围区,早期癌块很小,一般难以发现。晚期可呈现多个小结节或融合成鸡蛋大甚至更大的癌结节,常位于前列腺包膜下,呈灰白或浅黄色,质韧,和周围前列腺组织界限不清。镜下,前列腺癌多数为分化较好的腺癌,肿瘤腺泡较规则,排列拥挤,可见"背靠背"现象,间质少见,腺泡大小不等,偶见腺体扩张,腺上皮向管腔内突出呈乳头状或筛状;腺体由单层细胞构成,细胞质一般无显著改变,核体积增大,呈空泡状,含有一个或多个大的核仁,细胞多形性不明显,核分裂象少见,外层的基底细胞缺如及核仁增大是高分化腺癌的主要诊断依据。在低分化癌中,癌细胞呈实性巢、索状排列,浸润于间质中。

（四）问答题

试述男性附性腺的发生过程。

答:3 个附性腺的发生位置在中肾管和尿道之间。主要的附属性腺(如前列腺和精囊腺)的发生也取决于睾酮或其衍生物二氢睾酮。第 10 周时,中肾管的尾端向外侧生长形成精囊腺,精囊腺产生的分泌物具有营养精子的作用。与精囊腺相连的中肾管末端将发育为射精管。

人胚第 10 周时,尿道前列腺部的内胚层细胞生长,开始突入周边的间充质。内胚层细胞分化为腺上皮,而间充质分化为致密结缔组织和平滑肌,最终形成前列腺。最初的前列腺由至少 5 组相互独立的实心前列腺索组成,11 周时,前列腺索出现内腔和腺泡,到第 13~15 周时,睾酮水平达到最高,前列腺开始具备分泌功能。前列腺发生的同时,尿道球腺在前列腺下方的尿道下方萌芽。成对出现的豌豆大小的尿道球腺来自尿道的海绵体部,周边的间充质形成平滑肌纤维和结缔组织。二氢睾酮在前列腺和尿道球腺的发育过程中起作用。尿生殖窦周围的组织能够在局部合成 5α- 还原酶,该酶将睾酮还原为二氢睾酮。

（王医术　沃雁　丁文龙　郝爱军　李媛洁）

男性性生理

【学习要点】

掌握：男性性成熟的表现；男性性反应周期。

熟悉：阴茎勃起的概念及阴茎勃起的机制。

了解：性欲的概念。

【内容要点】

1. 男性性成熟表现为：①青春期后，在睾酮作用下，身高上升速度明显加快。男性的净体重、骨量和肌肉均增加。②睾丸体积增大，其发育过程可分为三个时期；男性开始出现第二性征，声音低沉，喉结突出，胡须生长，长出腋毛和阴毛，骨骼粗壮，肌肉发达，汗腺和皮脂腺分泌增多，出现男性特有的气味等。

2. 性欲是指在适当的刺激下引起性兴奋，产生要进行性行为的欲望，是一种对性活动的冲动或生物学驱动力，也是追求对性满足的欲望。引起性欲的靶器官包括触觉、视觉、听觉、味觉和嗅觉等。

3. 男性性反应是指男性机体受到性刺激后，在神经、内分泌及心理等因素调控下产生的一种全身性反应过程。可分为兴奋期、平台期、高潮期和消退期 4 个时期。

4. 勃起机制包括：①神经生理学机制：心理性勃起可由视觉、听觉、嗅觉的刺激或想象等诱导。反射性勃起的刺激来源于对阴茎和周围区域的爱抚和触摸，信息传入阴茎勃起的低级中枢骶髓，通过副交感神经传出到达阴茎海绵体，使阴茎动脉舒张，流入的动脉血流增多，流出的静脉血流减少。阴茎海绵体平滑肌舒张，海绵窦阻力减小。二者共同作用导致阴茎海绵窦充血，阴茎海绵体内压增加，出现阴茎勃起。②中枢机制：勃起的高级中枢在下丘脑，主要位于下丘脑的视前内侧核和室旁核。勃起的低级中枢在骶髓。与勃起有关的中枢递质有肾上腺素、去甲肾上腺素、多巴胺、5- 羟色胺、催乳素和促黑激素等。③外周机制：主要由副交感神经系统调控。除与副交感神经末梢释放的递质有关外，还与血管活性肠肽（VIP）、降钙素基因相关肽（CGRP）、前列腺素 E、神经肽 Y（NPY）等肽类递质有关。

5. 射精是男性性高潮时精液经尿道射出体外的过程，分为移精和排射两个阶段。射精是一种反射活动，高位中枢可能位于下丘脑前核和丘脑前核等部位。低级中枢主要位于脊髓腰骶部灰质侧脚的中间带外侧核，受高位中枢的调节。

【习题】

(一) 选择题

A1 型题（单句型最佳选择题）

1. 关于男性性成熟的叙述，正确的是

   A. 青春期身高生长速度变慢   B. 睾丸体积增大   C. 汗腺和皮脂腺分泌减少

   D. 声音音调变高   E. 喉结不突出

2. 关于男性性成熟的叙述，**错误的**是

A. 睾丸体积增大　　　　　B. 喉结突出　　　　　　C. 汗腺和皮脂腺分泌减少

D. 声音低沉　　　　　　　E. 骨骼粗壮，肌肉发达

3. **不属于**男性第二性征的是

A. 喉结突出　　　　　　　B. 声音音调变高　　　　C. 胡须生长

D. 长出腋毛和阴毛　　　　E. 骨骼粗壮、肌肉发达

4. 引起性欲最重要的感觉器官是

A. 视觉　　　　B. 嗅觉　　　　C. 听觉　　　　D. 触觉　　　　E. 味觉

5. 能降低男性性欲的是

A. 吸烟　　　　　　　　　B. 香水　　　　　　　　C. 清洗剂

D. 和谐的夫妻关系　　　　E. 清洁而舒适的房间

6. 能提高男性性欲的是

A. 吸烟　　　　　　　　　B. 口臭　　　　　　　　C. 工作压力大

D. 和谐的夫妻关系　　　　E. 住房拥挤

7. 关于男性性反应周期生理特点的叙述，正确的是

A. 平台期可出现心率变慢　　　　　B. 平台期阴茎变小

C. 兴奋期主要表现为阴茎勃起　　　D. 高潮期阴茎变软

E. 消退期射精

8. 在男性性反应周期中，出现射精的时期是

A. 平台期　　　　　　　　B. 兴奋期　　　　　　　C. 消退期

D. 高潮期　　　　　　　　E. 以上均不对

9. 在男性性反应周期中，阴茎开始变软的时期是

A. 平台期　　　　　　　　B. 兴奋期　　　　　　　C. 消退期

D. 高潮期　　　　　　　　E. 以上均不对

10. 在男性性反应周期中，出现阴茎勃起的时期是

A. 平台期　　　　　　　　B. 兴奋期　　　　　　　C. 消退期

D. 高潮期　　　　　　　　E. 以上均不对

11. 目前认为阴茎勃起的高级中枢位于

A. 骶髓　　　　B. 延髓　　　　C. 脑桥　　　　D. 下丘脑　　　　E. 大脑皮层

12. 阴茎勃起的低级中枢位于

A. 骶髓　　　　B. 延髓　　　　C. 脑桥　　　　D. 下丘脑　　　　E. 大脑皮层

13. 阴茎勃起与年龄的关系叙述正确的是

A. 50岁时勃起及射精需要较短时间的刺激

B. 60岁后勃起硬度明显高于以前

C. 40岁以后性反应仅局限于生殖器

D. 30岁时性欲增强

E. 青年男性在轻微刺激或无性刺激下也可勃起，性欲旺盛

14. 关于阴茎勃起与年龄的关系叙述，**错误的**是

A. 50岁时勃起及射精需要较短时间的刺激

B. 60岁后勃起硬度明显低于以前

C. 40岁以后性反应不再局限于生殖器，而是扩散至全身

D. 30岁时性欲减弱，在有性刺激的条件下才能产生

E. 青年男性常处于性饥渴阶段

B1 型题(配伍题)

(15~17 题共用备选答案)

    A. 兴奋期   B. 平台期   C. 高潮期

    D. 消退期   E. 以上均不对

15. 主要表现为阴茎勃起的时期是

16. 射精的时期是

17. 阴茎变软的时期是

(18~20 题共用备选答案)

    A. 骶髓   B. 延髓   C. 脊髓腰骶段   D. 下丘脑   E. 大脑皮层

18. 阴茎勃起的高级中枢位于

19. 阴茎勃起的低级中枢位于

20. 射精的低级中枢位于

(二)名词解释

1. 性欲

2. 男性性反应

3. 阴茎勃起

4. 射精

5. 移精

(三)简答题

1. 依阴茎血流可将阴茎勃起分为几个时期?

2. 简述阴茎勃起类型及相关的中枢神经递质。

3. 男性性反应周期分为几期?

4. 射精分为几个阶段?

5. 简述射精的调控中枢。

6. 与阴茎勃起有关的中枢神经递质有哪些?

(四)问答题

1. 试述男性性成熟的具体表现。

2. 试述男性性反应周期各期的生理变化。

【参考答案】

(一)选择题

1. B   2. C   3. B   4. D   5. A   6. D   7. C   8. D   9. C   10. B

11. D   12. A   13. E   14. A   15. A   16. C   17. D   18. D   19. A   20. C

(二)名词解释

1. 性欲:是指在适当的刺激下引起性兴奋,产生要进行性行为的欲望,是一种对性活动的冲动或生物学驱动力,也是追求对性满足的欲望。

2. 男性性反应:是指男性机体受到性刺激后,在神经、内分泌及心理等因素调控下产生的一种全身性反应过程。

3. 阴茎勃起:是指受到性刺激时,阴茎迅速胀大、变硬并挺伸,阴茎头颜色加深,阴茎体血管怒张的现象。

4. 射精:是男性性高潮时精液经尿道射出体外的过程。

5. 移精:附睾、输精管平滑肌按一定顺序收缩,将精子送至尿道,并与前列腺、精囊腺的分泌物,即精浆混合,组成精液,此过程称为移精。

（三）简答题

1. 依阴茎血流可将阴茎勃起分为几个时期？

答：依据阴茎的血流情况,可将阴茎勃起分为 8 个时期:萎软期、充血期、勃起期、充分勃起期、坚硬勃起期、开始去勃起期、缓慢去勃起期和快速去勃起期。

2. 简述阴茎勃起的类型。

答：阴茎勃起依产生的原因不同主要分为三种类型:心理性(中枢性)勃起、反射性勃起和夜间性勃起。

3. 男性性反应周期分为几期？

答：男性性反应周期可分为兴奋期、平台期、高潮期和消退期 4 个时期。

4. 射精分为几个阶段？

答：射精分为移精和排射两个阶段。

5. 简述射精的调控中枢。

答：射精是一种反射活动,高位中枢可能位于下丘脑前核和丘脑前核等部位。低级中枢主要位于脊髓腰骶部灰质侧脚的中间带外侧核,受高位中枢的调节。

6. 与阴茎勃起有关的中枢神经递质有哪些？

答：与勃起有关的中枢递质有肾上腺素、去甲肾上腺素、多巴胺、5- 羟色胺、催乳素和促黑激素等。

（四）问答题

1. 试述男性性成熟的具体表现。

答：性成熟主要表现为个体的体格形态、性器官及第二性征等方面的变化。青春期体格形态的变化。进入青春期后,身高上升速度明显加快,称为青春期突长。男性的青春期突长发生于接近青春期的末期,故开始突长的平均年龄比女性大 2 岁左右。男性的净体重、骨量和肌肉约为女性的 1.5 倍。男性青春期最早出现的变化是睾丸体积增大,其发育过程可分为三个时期。第一期,在 9~12 岁,为青春期的开始。生精细胞仅有精原细胞和精母细胞,睾丸间质细胞可分泌少量睾酮,附性器官仍处于幼稚状态。第二期,在 12~15 岁,此期睾丸体积迅速增大,曲细精管(生精小管)明显发育,出现精子细胞和精子,但精子数量尚少。间质细胞分泌睾酮增加,使阴囊、阴茎、前列腺等附属性器官快速生长。第三期,15 岁后,睾丸和附属性器官已接近成人大小,精子数量及睾酮的分泌也与成人相似,第二性征出现,在睾酮的作用下,男性开始出现第二性征(也称副性征),主要表现为声音低沉,喉结突出,胡须生长,长出腋毛和阴毛,骨骼粗壮、肌肉发达,汗腺和皮脂腺分泌增多,出现男性特有的气味等。

2. 试述男性性反应周期各期的生理变化。

答：①兴奋期:表现为阴茎勃起。随着性兴奋的增强,阴囊和睾丸组织充血增加,阴囊肉膜收缩,将睾丸上抬接近阴茎根部。兴奋期双侧睾丸升高更为明显,性兴奋期可持续几分钟到几小时。阴茎勃起是对性刺激引起的第一个生理反应,勃起可部分消失,也可再次发生。②平台期:又称为持续期。此期内阴茎增大,阴茎头颜色加深、阴茎体血管扩张,阴茎勃起持续而坚挺,海绵体内压可超过动脉收缩压。睾丸充血肿大,阴茎完全勃起,阴囊和睾丸进一步升高,尿道球腺分泌液可从尿道口排出,排出液中含有活动的精子。此期可出现心率加快,呼吸加快和血压升高。③高潮期:性反应过程中最关键最短暂的阶段,身体紧张达到最高点,阴茎呈强直性勃起,男子以射精出现快感而结束。可分为 2 个阶段,第 1 阶段:精囊、前列腺、尿道球腺的分泌液进入尿道的前列腺部,男性产生一种射精不可避免的感觉;第 2 阶段:出现骨盆部肌肉节律性收缩,膀胱颈部关闭,精液从后尿道排出体外,伴有极度的欣快感。同时伴有呼吸、心率加快,血压升高,全身肌肉发生随意和非随意的收缩等生理变化。④消退期:表现为盆腔充血迅速消失,肌肉松弛,阴茎逐渐萎缩变软。此期心率、血压和呼吸均恢复正常。

（李伟红）

第六章

卵巢的结构、功能与病理

一、卵巢的结构

【学习要点】

掌握：

1. 卵巢的固定装置和卵巢的血管。

2. 卵巢皮质内各级卵泡的组织学结构、形态特点及变化规律。

熟悉：卵巢的形态。

了解：

1. 卵巢的一般结构。

2. 卵巢的淋巴引流和神经分布。

【内容要点】

1. 卵巢的形态包括输卵管端、子宫端和卵巢门。卵巢固定装置有卵巢悬韧带和卵巢固有韧带。

2. 卵巢动脉起自腹主动脉。卵巢静脉右侧注入下腔静脉，左侧注入左肾静脉。卵巢的淋巴主要回流到腰淋巴结。卵巢的交感神经来自腹主动脉丛(发自脊髓第 10 胸节)，副交感神经来自盆内脏神经，卵巢的内脏传入纤维沿交感神经返回到脊髓第 10 胸节。

3. 卵巢表面是单层扁平上皮或单层立方上皮；上皮下是薄层的致密结缔组织构成的白膜。白膜下是皮质，皮质厚，由不同发育阶段的卵泡、黄体和它们的衍生物以及结缔组织构成。髓质位于中央，范围较小，由疏松结缔组织构成，含较多的弹性纤维和较大的血管。

二、卵巢的发生

【学习要点】

掌握：卵巢的发生过程。

了解：卵巢的畸形。

【内容要点】

1. 卵巢的发生分为未分化性腺的发生和卵巢发生。人胚第 5 周时，左、右中肾嵴形成一对生殖腺嵴。生殖腺嵴的表面上皮向间充质生出初级性索。胚胎第 4 周时，位于卵黄囊后壁近尿囊处形成原始生殖细胞，于第 6 周向生殖腺嵴迁移，进入初级性索内。卵巢的发生始于人胚第 10 周后，初级性索向深部形成卵巢网。随后，初级性索与卵巢网都退化，成为卵巢髓质。此后，生殖腺表面上皮又形成次级性索。人胚第 16 周时，皮质索断裂成原始卵泡。

2. 在女性胚胎，卵巢下端与阴唇阴囊隆起之间的间充质形成条索，称为卵巢引带。引带分为两部分：卵巢固有韧带和子宫圆韧带。其所经腹前壁肌间的间隙,成为女性腹股沟管。腹壁腹膜的下端一部分形成突起,进入腹股沟管,成为女性鞘突,称为 Nuck 管。卵巢由腹腔上部下降至盆腔内。由于受卵巢固有韧带的牵连,卵巢不能进入大阴唇内。

3. 卵巢疾患包括先天性畸形、卵巢早衰、多囊卵巢综合征等。先天性卵巢发育不全是常见的性染色体病,临床特征为身矮、颈蹼和幼儿型女性外生殖器,以后亦称此类患者为 Turner 综合征,其性腺为条索状,染色体缺一个 X,既往曾称此类患者为先天性性腺发育不全,后发现无 Y 染色体,性腺发育为卵巢,故又称为先天性卵巢发育不全。卵巢早衰是指卵巢功能衰竭所导致的 40 岁之前即闭经的现象,特点是原发或继发闭经伴随血促性腺激素水平升高和雌激素水平降低,并伴有不同程度的一系列低雌激素症状,如:潮热多汗、面部潮红、性欲低下等。多囊卵巢综合征是育龄妇女较常见的内分泌症候群。

三、卵泡的发育与成熟

【学习要点】

掌握:卵泡的发育与成熟。

【内容要点】

1. 原始卵泡:数目多,由初级卵母细胞和单层扁平状的卵泡细胞构成。初级卵母细胞来自胚胎时期的卵原细胞,细胞大而圆,核圆色浅、核仁清楚,胞质丰富、嗜酸性。

2. 初级卵泡:初级卵母细胞体积增大,其周围出现透明带。透明带嗜酸性、均质状、含精子受体。卵泡细胞体积增大,并增殖为复层。透明带周围的单层柱状的卵泡细胞构成放射冠。卵泡周围的结缔组织分化为卵泡膜。

3. 次级卵泡:卵泡细胞之间出现含卵泡液的腔隙,许多小的腔隙彼此融合形成一个大的卵泡腔,初级卵母细胞、透明带、放射冠和其他的少量的卵泡细胞构成卵丘突入卵泡腔中。其他的卵泡细胞构成卵泡壁的颗粒层,又称颗粒细胞。卵泡膜分化成内层和外层。次级卵泡具有分泌雌激素的功能。

4. 成熟卵泡:卵泡腔大,颗粒层变薄,卵丘基部的卵泡细胞排列松散,在排卵前 36~48 小时初级卵母细胞完成第一次成熟分裂形成一个次级卵母细胞(停留在第二次成熟分裂的中期)和一个极体。成熟卵泡具有分泌雌激素的功能。

四、排　卵

【学习要点】

掌握:排卵的机制。
熟悉:排卵的类型。
了解:排卵的过程。

【内容要点】

1. 排卵的类型可以分为自发性排卵、诱发排卵以及超排卵。

2. 排卵过程受到体内雌激素、FSH、LH、促性腺激素释放激素以及前列腺素等激素之间形成的反馈调节反应,导致排卵前激素水平有规律而激烈的变化。三个激素峰值对排卵的产生有重要作用:第一个雌激素峰值出现,诱导 GnRH 释放增加,因而触发了 LH、FSH 几乎同步达到分泌峰值。诱导排卵发生的过程中,FSH 和 LH 必须协同作用,只有一定比例的 FSH 和 LH 互相协同才能有效诱导排卵,单独使用 LH 诱发排卵时,卵巢已经募集的卵泡将全部破裂,而使用一定比例的 FSH 和 LH 配合诱发排卵时,只有成熟的卵泡才破裂排卵。

五、黄体的形成与退化

【学习要点】

掌握:黄体的形成与退化。

【内容要点】

1. 黄体为排卵后由卵泡迅速转变成的富有血管的腺体样结构。

2. 颗粒层的卵泡细胞衍化成粒黄体细胞,主要分泌孕激素和松弛素。膜细胞衍化成膜黄体细胞,同粒黄体细胞协同作用分泌雌激素。如果排出的卵未受精,黄体为月经黄体,14 天后退化。如排出卵受精,黄体为妊娠黄体,维持 6 个月后退化。

六、卵巢的内分泌功能与调节

【学习要点】

掌握:
1. 雌激素的生理功能。
2. 孕激素的生理功能。
3. 卵巢内分泌功能的调节。

熟悉:
1. 卵巢合成雌激素的主要形式。
2. 抑制素的作用。

了解:
1. 雌激素的生物合成、分泌与代谢。
2. 孕激素的生物合成、分泌。

【内容要点】

1. 女性体内的雌激素和孕激素主要由卵巢合成、分泌。排卵前的雌激素主要由卵泡内膜分泌,排卵后的雌激素和孕激素主要由黄体细胞分泌,其分泌的功能随着卵巢功能周期性变化而波动。卵巢主要合成雌二醇、雌酮和雌二醇。

2. 雌激素中雌二醇的活性最强,主要合成于卵巢内卵泡的颗粒细胞,雌酮及雌三醇为其代谢转化物。雌二醇的合成呈周期性变化,其有效浓度极低。雌激素的靶组织为子宫、输卵管、阴道、垂体等,其功能为促进女性生殖器官发育、第二性征和性欲的产生、影响代谢、调节腺垂体激素的分泌和影响中枢神经系统。

3. 孕酮是作用最强的孕激素,也称黄体酮,是许多甾体激素的前身物质,系哺乳类卵巢的卵泡排卵后形成的黄体以及胎盘所分泌的激素,其主要功能在于使哺乳动物的副性器官作妊娠准备,是胚胎着床于子宫并维持妊娠必不可少的激素。功能有调节腺垂体激素的分泌、影响生殖器官的生长发育和功能活动、促进乳腺腺泡发育、升高女性基础体温。

4. 卵巢内分泌功能受下丘脑 - 腺垂体 - 卵巢轴调节。下丘脑通过分泌 GnRH 调节垂体 LH 和 FSH 的释放,从而控制性腺发育和性激素的分泌。女性生殖具周期性,卵巢在促性腺激素作用下,发生周期性排卵并伴有卵巢性激素分泌的周期性变化;而卵巢激素对中枢生殖调节激素的合成和分泌又具反馈调节作用,从而使循环中 LH 和 FSH 呈现密切相关的周期性变化。性激素反馈作用于中枢使下丘脑 GnRH 和垂体促性腺激素合成或分泌增加时,称正反馈。反之使下丘脑 GnRH 和垂体促性腺激素合成或分泌减少时,称负反馈。

七、卵巢病理

【学习要点】

熟悉：卵巢肿瘤的分类和上皮性肿瘤的类型及病理变化。

了解：卵巢性索间质肿瘤和生殖细胞肿瘤的概念。

【内容要点】

1. 上皮性肿瘤：浆液性肿瘤（良性、交界性和癌）、黏液性肿瘤（良性、交界性和癌）、子宫内膜样肿瘤、透明细胞肿瘤及移行细胞肿瘤。

2. 性索-间质肿瘤：颗粒细胞-卵泡膜细胞瘤、支持细胞-间质细胞瘤。

3. 生殖细胞肿瘤：畸胎瘤、无性细胞瘤、内胚窦瘤及绒毛膜癌。

【习题】

（一）选择题

A1型题（单句型最佳选择题）

1. 生长卵泡是指

　A. 原始卵泡和初级卵泡　　B. 初级卵泡和次级卵泡　　C. 次级卵泡和成熟卵泡

　D. 成熟卵泡和闭锁卵泡　　E. 初级卵泡

2. 次级卵母细胞的第二次成熟分裂完成于

　A. 排卵前，在卵巢内　　B. 排卵时，卵巢内　　C. 排卵后，在腹腔内

　D. 受精前，在输卵管内　　E. 受精时，在输卵管内

3. 卵巢中最多见的卵泡是

　A. 原始卵泡　　B. 初级卵泡　　C. 次级卵泡

　D. 成熟卵泡　　E. 闭锁卵泡

4. 卵巢排卵时，所排出的是

　A. 成熟卵泡　　B. 卵丘　　C. 初级卵母细胞

　D. 次级卵母细胞　　E. 颗粒细胞

5. 关于出生以后卵巢内的初级卵母细胞描述**错误的**是

　A. 核大而圆、色浅，核仁清楚　　B. 胞质丰富、嗜酸性

　C. 停留于第一次成熟分裂的前期　　D. 周围有卵泡细胞环绕

　E. 排卵时完成第一次成熟分裂

6. 关于次级卵泡描述**错误的**是

　A. 含次级卵母细胞　　B. 有卵泡腔　　C. 出现卵丘

　D. 卵泡膜分化成内层和外层　　E. 出现颗粒层

7. 关于透明带的描述**错误的**是

　A. 由卵母细胞和卵泡细胞共同分泌　　B. 嗜酸性、均质状

　C. 含精子受体　　D. 含卵母细胞和卵泡细胞的突起

　E. 排卵前透明带消失

8. 卵泡中颗粒细胞是指

　A. 紧贴透明带的卵泡细胞　　B. 卵丘内的卵泡细胞　　C. 构成卵泡壁的卵泡细胞

　D. 卵泡膜中的细胞　　E. 卵泡腔中的卵泡细胞

9. 关于黄体的描述**错误的**是
   A. 由颗粒层和卵泡膜塌陷而成
   B. 粒黄体细胞和膜黄体细胞相间排列
   C. 分泌物通过导管排出
   D. 能分泌激素
   E. 分月经黄体和妊娠黄体

10. 排卵发生在月经周期的
    A. 月经期
    B. 增生早期
    C. 增生晚期
    D. 分泌早期
    E. 分泌晚期

11. 黄体分泌的激素是
    A. 黄体生成素和雌激素
    B. 卵泡刺激素和雌激素
    C. 孕激素和雌激素
    D. 黄体生成素和孕激素
    E. 催产素

12. 在月经期出现的变化
    A. 卵巢内卵泡发育
    B. 卵巢内黄体形成
    C. 子宫内膜水肿
    D. 螺旋动脉强烈收缩
    E. 排卵

13. 排卵时卵母细胞处于
    A. 卵原细胞时期
    B. 初级卵母细胞,第一次成熟分裂前期
    C. 次级卵母细胞,第二次成熟分裂前期
    D. 次级卵母细胞,第二次成熟分裂中期
    E. 成熟的卵子

14. 关于放射冠描述**错误的**是
    A. 细胞呈柱状
    B. 细胞为放射状排列
    C. 为紧靠初级卵母细胞的一层卵泡细胞
    D. 最早出现于原始卵泡阶段
    E. 具有营养卵母细胞的作用

15. 卵巢
    A. 位于髂内血管与输尿管之间
    B. 在左右髂总动脉的夹角处
    C. 后缘中部有卵巢门
    D. 有产生卵子和分泌激素的功能
    E. 上端借韧带连于子宫,称子宫端

16. 卵巢
    A. 后缘中部有血管、神经等出入,称卵巢门
    B. 前缘游离称独立缘
    C. 卵巢血管走行于卵巢悬韧带内
    D. 上端称子宫端
    E. 下端称输卵管端

17. 卵巢动脉、静脉经哪条韧带进入卵巢门
    A. 子宫圆韧带
    B. 骨盆漏斗韧带
    C. 子宫主韧带
    D. 子宫阔韧带
    E. 卵巢固有韧带

18. 关于卵巢的叙述,正确的是
    A. 是由腺体构成的囊状器官
    B. 卵巢的前缘游离
    C. 下端称为输卵管端
    D. 卵巢门位于前缘
    E. 上端称为子宫端

19. 关于卵巢**错误的**叙述是
    A. 位于卵巢窝内
    B. 幼女卵巢表面光滑
    C. 后缘借系膜连于阔韧带
    D. 内侧面与小肠相邻
    E. 能分泌女性激素

20. 关于卵巢的韧带,描述正确的是
    A. 是维持卵巢和子宫位置的主要结构
    B. 卵巢悬韧带是由结缔组织和平滑肌构成
    C. 卵巢固有韧带内含有卵巢血管
    D. 卵巢悬韧带从骨盆侧缘至卵巢的输卵管端
    E. 卵巢固有韧带从卵巢下端至子宫颈

21. 寻找卵巢血管的标志是

A. 子宫阔韧带 B. 子宫圆韧带 C. 卵巢窝

D. 卵巢悬韧带 E. 卵巢固有韧带

22. 原始生殖腺之所以向卵巢方向发育是因为

A. 胚胎细胞核型是 46,XY B. 胚胎细胞膜表面无 H-Y 抗原

C. 胚胎细胞核型是 46,XX D. 胚胎细胞核膜表面无 H-Y 抗原

E. 胚胎细胞核型是 23,X

23. 位于原始消化管背系膜与中肾嵴之间的纵行隆起是

A. 尿生殖嵴 B. 生殖腺嵴 C. 脊索 D. 生肾索 E. 中肾嵴

24. 胚胎第 5 周时,生殖腺嵴的表面上皮细胞,向间充质内分裂增生而成的放射状索条状结构是

A. 皮质索 B. 生殖腺索 C. 次级性索 D. 初级性索 E. 生肾索

25. 卵母细胞完成第一次成熟分裂是在

A. 原始卵泡形成时期 B. 卵泡生长发育时期 C. 排卵时

D. 排卵前约 48 小时 E. 排卵后约 48 小时

26. 卵泡细胞完成第二次成熟分裂是在

A. 卵泡生长发育时期 B. 排卵时 C. 排卵前约 48 小时

D. 排卵后约 48 小时 E. 以上都不对

27. 关于排卵,以下叙述正确的是

A. 月经来潮后,黄体萎缩

B. 受精后,黄体转变为白体

C. 排卵多发生在下次月经来潮前 14 天左右

D. 每一月经周期中同时有多个生长卵泡成熟

E. 卵巢排出的卵子直接进入输卵管

28. 排卵时释放出

A. 成熟卵细胞 B. 成熟卵细胞和透明带

C. 成熟卵细胞和透明带、放射冠 D. 成熟卵细胞和透明带、放射冠、卵泡液

E. 以上都不是

29. 关于排卵,以下叙述**错误的**是

A. 排卵是因卵泡大,对卵巢表面压力增加引起 B. 排卵的发生与卵泡液中水解酶有关

C. 排卵与卵泡液中 PGF2a 有关 D. 排卵发生在月经前 14 天

E. 近排卵的卵泡直径可达 18~25mm

30. 关于卵巢的周期性变化下列**错误的**是

A. 自青春期开始,卵巢中原始卵泡开始发育

B. 排卵后,卵泡内膜细胞变为黄体细胞

C. 于排卵后的第 7~8 天黄体发育达最高峰

D. 排卵后初级卵母细胞完成其第一次成熟分裂

E. 排出的卵子受精,则黄体将继续发育形成妊娠黄体

31. 雌孕激素对丘脑下部及脑垂体前叶的反馈是

A. 雌激素 - 负反馈,孕激素 - 负反馈 B. 雌激素 - 负反馈,孕激素 - 正反馈

C. 雌激素 - 负反馈,孕激素 - 正负反馈 D. 雌激素 - 正反馈,孕激素 - 负反馈

E. 雌激素 - 正负反馈,孕激素 - 负反馈

32. 关于性激素的合成,以下叙述**错误的**是

A. 甾体激素的原料是胆固醇

B. 雄激素是雌激素的前身

C. 孕激素是雄激素的前身

D. 睾酮转化为雌二醇,雄烯二酮转化为雌酮

E. 卵巢分泌的睾酮与肾上腺所分泌的甾体激素,其合成过程是不同的

33. 关于基础体温,以下正确的是

A. 体温上升前 2~3 天是排卵期

B. 排卵后体温升高 0.5℃以上

C. 体温上升持续短于 11 天,表示黄体功能不全

D. 体温上升持续 2 周以上,提示有妊娠的可能

E. 排卵后,促黄体生成激素升高,有致热作用,使体温升高

34. 关于雌激素、孕激素的周期性变化,以下叙述正确的是

A. 月经来潮时孕激素水平开始下降

B. 孕激素在周期中有两个分泌高峰

C. 雌激素在周期中有一个分泌高峰

D. 雌激素于排卵后 7~8 天出现高峰

E. 雌激素、孕激素出现高峰的时间并不吻合

35. 以下叙述符合孕激素生理作用的是

A. 增强子宫收缩力,增强子宫平滑肌对催产素(缩宫素)的敏感性

B. 使宫颈口闭合、黏液减少,变稠,拉丝度减少

C. 使阴道上皮增生和角化

D. 使乳腺管增生,乳头、乳晕着色

E. 加强输卵管节律性收缩的振幅

36. 符合雌激素和孕激素协同作用的是

A. 子宫收缩　　　　　　B. 子宫颈黏液的变化　　　　　　C. 使乳腺腺泡增生发育

D. 基础体温上升　　　　E. 输卵管蠕动

37. **不符合**孕激素生理作用的是

A. 促进钠、水潴留　　　　　　　　　　B. 对下丘脑有负反馈作用

C. 排卵后使基础体温上升 0.3~0.5℃　　D. 使子宫内膜由增生期转变为分泌期

E. 使宫颈黏液黏稠,拉丝度降低

38. 关于性激素的描述正确的是

A. 在整个月经周期中,黄体的寿命为 20 天

B. 在整个月经周期中,雌激素仅在排卵前出现一次高峰

C. 卵泡外膜细胞是排卵前产生雌激素的主要场所

D. 雌二醇是雌三醇和雌酮的代谢产物,其雌激素作用最弱

E. 在血循环中,雄激素的 95% 与性激素结合球蛋白相结合,无生物活性

39. 关于雌激素生理作用<u>错误的</u>是

A. 促进钙质沉积　　　　　　　　　　B. 促进钠与水的排泄

C. 有助于卵巢储积胆固醇　　　　　　D. 加强输卵管节律性收缩的振幅

E. 促使子宫发育并使子宫收缩力增强

40. 促使第二性征发育,促使子宫发育的是

A. 雌激素　　　　　　　　B. 雄激素　　　　　　　　C. 孕激素

D. 促卵泡素(FSH)　　　　E. 促黄体素(LH)

41. 雌激素的生理作用是

A. 使基础体温升高　　　　B. 使子宫颈口闭合、黏液减少　　　　C. 使乳腺腺泡发育

D. 促进钠水的潴留　　　　　　　E. 有助于卵巢储积胆固醇

42. 以下叙述正确的是
    A. 排卵后卵泡呈白色称为白体
    B. 排卵由 LH 引起
    C. FSH 可诱导 LH 的产生
    D. 黄体分泌雌激素和孕激素
    E. 子宫内膜增生是由雌激素和黄体酮的协同作用所致

43. 关于卵巢的生理描述正确的是
    A. 排卵后,基础体温呈低温相
    B. 排卵后,阴道上皮细胞脱落加快
    C. 卵泡期通常是固定的
    D. 随着卵泡逐渐发育成熟,宫颈黏液量减少
    E. 以上都不是

44. 卵泡刺激素于血中明显增多主要见于
    A. 新生儿期　　　　　　B. 性成熟期　　　　　　C. 更年期
    D. 老年期　　　　　　　E. 以上都不是

45. 关于卵巢周期性变化描述**错误的**是
    A. 卵泡发育到一定程度自行退化称为卵泡闭锁
    B. 每一次月经周期中,只有一个卵泡发育成熟
    C. 衰退的黄体 1~2 周细胞变性形成白体
    D. 排卵多发生在下次月经来潮前 14 天左右
    E. 排卵后 9~10 天黄体开始萎缩

46. 血中孕酮含量较高时,卵巢正处于
    A. 原始卵泡发育　　　　　B. 排卵　　　　　　　C. 黄体发育
    D. 黄体退化　　　　　　　E. 闭锁卵泡形成

47. 雌二醇的化学性质是
    A. 蛋白质　　B. 类固醇　　C. 胺类　　D. 肽类　　E. 脂类

48. 以下关于雌激素生理作用描述**错误的**是
    A. 抑制子宫内膜增生、腺体分泌　　　B. 刺激乳腺导管和结缔组织增生
    C. 使输卵管平滑肌活动增强　　　　　D. 促进阴道上皮细胞增生、角化
    E. 促进肾小管对钠和水的重吸收

49. 排卵前,血中 LH 出现高峰的原因是
    A. FSH 的促进作用　　　　　　B. 少量 LH 本身的短反馈作用
    C. 血中孕激素对腺垂体的正反馈作用　　D. 血中雌激素和孕激素共同的作用
    E. 血中雌激素对腺垂体的正反馈作用

50. 能在排卵前一天左右诱发排卵所必需的 LH 峰的激素是
    A. 孕酮　　　　　　　　B. 抑制素　　　　　　C. 雌二醇
    D. 雌三醇　　　　　　　E. 促卵泡激素

51. 下列激素其代谢产物是尿中排出的雌三醇的是
    A. 睾酮　　B. 孕酮　　C. 孕二醇　　D. 皮质醇　　E. 雌二醇

52. 孕酮的化学性质是
    A. 类固醇　　B. 蛋白质　　C. 肽类　　D. 胺类　　E. 脂类

53. 与育龄期女子基础体温的双相变化有关的激素是

A. LH　　　　　　　　　　B. FSH　　　　　　　　　　C. 雌激素

D. 孕激素　　　　　　　　E. 甲状腺激素

54. 关于女子基础体温描述**错误的**是

　　A. 在排卵前较低　　　　　　　　　　B. 排卵后升高0.5℃左右

　　C. 随雌激素水平的波动而变化　　　　D. 在黄体期一直维持在高水平上

　　E. 随孕激素及其代谢产物的变化而波动

55. 雌激素和孕激素作用的相同点是

　　A. 使子宫内膜增生变厚　　　　　　　B. 减少宫颈黏液的分泌

　　C. 促进阴道上皮细胞角化　　　　　　D. 促进乳腺导管增生和延长

　　E. 使子宫输卵管平滑肌活动减弱

56. 下列激素其代谢产物是尿中排出的孕二醇的是

　　A. 皮质醇　　B. 孕酮　　　　　C. 雌酮　　　　D. 雌二醇　　　E. 雌三醇

57. 卵巢生殖细胞肿瘤中最常见的是

　　A. 无性细胞瘤　　　　　　B. 内胚窦瘤　　　　　　　C. 卵巢胚胎性癌

　　D. 成熟性囊性畸胎瘤　　　E. 不成熟畸胎瘤

58. 成熟性畸胎瘤最常见的组织成分为

　　A. 皮肤、脂肪组织　　　　B. 胃肠　　　　　　　　　C. 甲状腺

　　D. 脑组织　　　　　　　　E. 骨、软骨组织

59. 下列关于良性畸胎瘤的描述，正确的是

　　A. 来源于生殖细胞　　　　　　　　　B. 也称为不成熟畸胎瘤

　　C. 一般体积较小，实性多见　　　　　D. 镜下可见原始神经外胚层结构

　　E. 无恶变可能

60. 卵巢浆液性囊腺癌与交界性浆液性囊腺瘤最主要的鉴别点是

　　A. 可见核分裂象　　　　　B. 上皮复层　　　　　　　C. 细胞有异型性

　　D. 包膜和间质有浸润　　　E. 有乳头结构

61. 沙砾体最常见于

　　A. 浆液性囊腺癌　　　　　B. 黏液性囊腺癌　　　　　C. 子宫内膜样癌

　　D. 生殖细胞瘤　　　　　　E. Brenner瘤

62. **非**畸胎瘤的描述是

　　A. 来源于生殖细胞　　　　　　　　　B. 多见于青少年

　　C. 良性畸胎瘤常见于卵巢　　　　　　D. 恶性畸胎瘤又叫不成熟畸胎瘤

　　E. 1%恶变为腺癌

B1型题(配伍题)

(63~66题共用备选答案)

　　A. 卵原细胞　　　　　　　B. 初级卵母细胞　　　　　C. 次级卵母细胞

　　D. 膜黄体细胞　　　　　　E. 粒黄体细胞

63. 原始卵泡含有

64. 初级卵泡含有

65. 次级卵泡含有

66. 成熟卵泡含有

(67~71题共用备选答案)

　　A. 雄激素　　　　　　　　B. 雌激素　　　　　　　　C. 孕激素和松弛素

D. 卵泡刺激素和黄体生成素　　E. 促性腺激素释放激素

67. 脑垂体分泌

68. 次级卵泡和成熟卵泡中的颗粒细胞分泌

69. 黄体中的粒黄体细胞主要分泌

70. 次级卵泡和成熟卵泡中的膜细胞分泌

71. 下丘脑分泌

(72~74 题共用备选答案)

A. 卵巢悬韧带　　　　　　B. 卵巢固有韧带　　　　　C. 卵巢前缘

D. 卵巢后缘　　　　　　　E. 卵巢表面

72. 有卵巢动、静脉通过的结构是

73. 连有卵巢系膜的是

74. 位于子宫底和卵巢之间的结构是

(75~76 题共用备选答案)

A. 腺细胞　　　　　　　　B. 卵母细胞　　　　　　　C. 颗粒细胞

D. 内膜细胞　　　　　　　E. 成纤维细胞

75. 卵巢分泌雌激素的细胞是

76. 卵巢产生雄激素的细胞是

(77~79 题共用备选答案)

A. 雌激素　　　　　　　　B. 孕激素　　　　　　　　C. 卵泡刺激素

D. 黄体生成激素　　　　　E. 催乳激素

77. 卵泡早期分泌量少,排卵前达高峰,以后降低,排卵后期再度增高的激素是

78. 卵泡前半期分泌量少,排卵前一天骤升,一天骤降,并维持低水平的激素是

79. 卵泡期分泌量少,排卵后分泌量明显增加,8~9 天后下降的激素是

A2 型题(病历摘要型最佳选择题)

80. 一名 32 岁已婚有子妇女,实施输卵管结扎术,确定输卵管标志性结构的是

A. 与输卵管伞相连　　　　B. 与子宫相连　　　　　　C. 与卵巢相连

D. 行走于子宫阔韧带内　　E. 与子宫颈相连

81. 女性,25 岁,发现右下腹包块 3 个月,术中见右侧卵巢被一囊性肿块取代,囊内充满油脂样物、毛发及牙齿等,最可能的诊断是

A. 囊腺瘤　　　　　　　　B. 畸胎瘤　　　　　　　　C. 内胚窦瘤

D. 囊腺癌　　　　　　　　E. 无性细胞瘤

(二) 名词解释

1. 透明带

2. 卵丘

3. 排卵

4. 黄体

5. 卵巢系膜

6. 卵巢门

7. 卵巢引带

8. 女性假两性畸形

9. 原始卵泡

10. 减数分裂的停滞

11. 甾体激素

12. 雌激素

13. 孕激素

14. 卵泡刺激素

15. 黄体生成激素

（三）简答题

1. 卵泡发育过程中经历了哪些形态结构变化？

2. 比较初级卵泡和次级卵泡的形态结构的异同。

3. 黄体的产生、组织结构、功能及最终结果去向。

4. 卵巢的固定装置有哪些？

5. 卵巢上、下端又叫什么名称？各连有什么韧带？

6. 有哪些动脉分布于卵巢？各起自哪条动脉？

7. 卵巢的年龄变化如何？

8. 试述卵巢的发生过程。

9. 卵巢是如何下降的？试述其过程。

10. 简述卵巢的内分泌功能。

11. 试述甾体激素的基本化学结构,按碳原子数目分为几组。

12. 卵巢合成雌激素与孕激素是通过什么途径完成的？

13. 哪种雌激素的活性最强？在何处代谢？主要降解产物是什么？

14. 简述生育年龄妇女雌激素的周期性变化。

15. 简述雌、孕激素在生理作用上有哪些协同作用。

16. 简述雌、孕激素在生理作用上有哪些拮抗作用。

（四）问答题

1. 总结卵泡发育和卵子发生的完整过程。

2. 试述黄体的形成、结构、功能和发育命运。

3. 试述卵巢激素的反馈性调节作用。

4. 试述女性雄激素的主要来源及其功能。

【参考答案】

（一）选择题

1. B	2. E	3. A	4. B	5. E	6. A	7. E	8. C	9. C	10. C
11. C	12. D	13. D	14. D	15. D	16. C	17. B	18. D	19. C	20. D
21. D	22. C	23. B	24. D	25. C	26. E	27. C	28. E	29. A	30. E
31.	32. E	33. C	34.	35. B	36. C	37. A	38. C	39. D	40. A
41. D	42. D	43. B	44. B	45. C	46. C	47. B	48. A	49. E	50. C
51. E	52. A	53. D	54. C	55. A	56. B	57. D	58. A	59. A	60. D
61. A	62. E	63. B	64. B	65. B	66. C	67. D	68. B	69. C	70. A
71. E	72. A	73. C	74. C	75. D	76. D	77. A	78. D	79. B	80. A
81. B									

（二）名词解释

1. 透明带：在卵母细胞和卵泡细胞之间的嗜酸性、均质状的膜，含精子受体。

2. 卵丘:由于卵泡腔的扩大,初级卵母细胞、透明带和其周围的卵泡细胞形成的向卵泡腔内的一个圆形的突起,称卵丘。

3. 排卵:指卵丘的结构和卵泡液从卵巢排出的过程。

4. 黄体:排卵以后残留在卵巢内的颗粒层和卵泡膜塌陷,在黄体生成素的作用下细胞体积增大,形成富含毛细血管的内分泌细胞团,新鲜时呈黄色,故称黄体。

5. 卵巢系膜:位于卵巢前缘与子宫阔韧带后叶之间,是较窄的双层腹膜皱襞,其中分布有血管、神经出入的卵巢门,是子宫阔韧带的一部分。

6. 卵巢门:卵巢前缘借系膜附于子宫阔韧带后面。其中有血管、神经出入,该部位称卵巢门。

7. 卵巢引带:在女性胚胎,卵巢下端与阴唇阴囊隆起之间的间充质形成条索,称为卵巢引带。

8. 女性假两性畸形:女性假两性畸形具卵巢,外生殖器似男性,染色体组型为46,XX,可分为进行性和非进行性两种。进行性女性假两性畸形可由胎儿体内分泌过多的雄激素引起,常同时伴有先天性肾上腺皮质增生,又称为肾上腺生殖综合征,这种综合征是两性畸形中最常见的一种。

9. 原始卵泡:第4个月时,次级性索与上皮脱离并分为许多孤立的细胞团,即原始卵泡。

10. 减数分裂的停滞:初级卵母细胞进入减数分裂的网线期后,并不立即向减数分裂的中期继续发展,这个现象称为减数分裂的停滞。

11. 甾体激素:是一类四环脂肪烃化合物,具有环戊烷多氢菲母核。包括肾上腺皮质激素、雄性激素和雌性激素。

12. 雌激素:由卵巢合成、分泌的一类有广泛生物活性的类固醇化合物,包括雌二醇、雌三醇、雌酚等。它不仅有促进和维持女性生殖器官和第二性征的生理作用,并对内分泌系统、心血管系统、肌体的代谢、骨骼的生长和成熟、皮肤等各方面均有明显的影响。

13. 孕激素:是由卵巢的黄体细胞分泌,以孕酮(黄体酮)为主。其作用是:①抑制排卵,促使子宫内膜分泌,以利受精卵植入,并降低子宫肌肉兴奋度,保证妊娠的安全进行;②促进乳腺腺泡的生长,为泌乳作准备;③提高体温并使血管和消化道平滑肌松弛。

14. 卵泡刺激素:垂体前叶嗜碱性细胞分泌的一种激素,成分为糖蛋白,由a和b两个亚基肽链以共价键结合而成。促卵泡激素在男女两性体内都是很重要的激素之一,调控着发育、生长、青春期性成熟以及生殖相关的一系列生理过程。

15. 黄体生成激素:是由脑垂体前叶嗜碱性细胞分泌的糖蛋白,它作用于成熟的卵泡,能引起排卵并生成黄体。还可促进黄体、内莱膜和间质细胞分泌动情素。

(三) 简答题

1. 卵泡发育过程中经历了哪些形态结构变化?

答:卵泡发育经历原始卵泡、初级卵泡、次级卵泡阶段。在卵泡发育过程中,结构形态发生变化的规律如下:①卵泡体积由小变大;②初级卵母细胞体积增大,于排卵前完成第一次成熟分裂成为次级卵母细胞,迅速进入第二次成熟分裂并停留在分裂中期;③卵泡细胞由单层扁平变为单层立方形,进而由单层增殖为多层;④卵泡膜形成于初级卵泡阶段,进而分化为内、外两层;⑤透明带、卵泡腔、卵丘和放射冠相继出现,且逐渐明显。

2. 比较初级卵泡和次级卵泡的形态结构的异同。

答:初级卵泡和次级卵泡均由初级卵母细胞和卵泡细胞共同构成,透明带均存在于卵母细胞周围,卵泡膜也存在于这两个阶段。两者相比,差异在于:①初级卵母细胞在后者体积增大,胞质增多;②卵泡细胞逐渐增多,并且在次级卵泡阶段,卵泡细胞之间出现了腔隙,称为卵泡腔,小的卵泡腔融合成一个大腔后,卵母细胞和周围的透明带、放射冠被卵泡液挤到一侧,称为卵丘;③卵泡膜逐渐分为内外两层,内层细胞较多,外层纤维较多。

3. 黄体的产生、组织结构、功能及最终结果去向。

答:排卵后残留在卵巢内的卵泡壁、卵泡膜和血管一起向卵泡腔内塌陷,在LH作用下,发育成为富含有血管的内分泌细胞团,称为黄体。主要由粒黄体细胞、膜黄体细胞和血管构成。粒黄体细胞来源于卵泡壁的颗粒细胞,膜黄体细胞来源于卵泡壁内层的膜细胞,两种细胞均具有分泌类固醇激素细胞的共同特点,粒黄体细胞数量多、体积大、染色浅,膜黄体细胞则数量少、体积小、染色稍深。粒黄体细胞主要分泌孕激素和松弛素,两种细胞共同作用分泌雌激素。如果排出的卵子没有受精,黄体退化为白体,如果发生受精,黄体发育并持续存在 6 个月,最后同样退化,成为白体。

4. 卵巢的固定装置有哪些?

答:卵巢悬韧带和卵巢固有韧带是维持卵巢正常位置的主要结构,卵巢系膜也起一定作用。

5. 卵巢上、下端又叫什么名称? 各连有什么韧带?

答:上端又称输卵管端,连有卵巢悬韧带;下端称子宫端,连有卵巢固有韧带。

6. 有哪些动脉分布于卵巢? 各起自哪条动脉?

答:分布于卵巢的动脉有卵巢动脉和子宫动脉的分支。卵巢动脉起自腹主动脉,子宫动脉起自髂内动脉。

7. 卵巢的年龄变化如何?

答:卵巢的形态和大小随年龄而异,成年女子的卵巢大小约为 4cm×3cm×1cm,重 5~6g。幼女的卵巢较小,表面光滑。性成熟期卵巢最大,由于多次排卵,卵巢表面出现瘢痕,表现为凸凹不平。更年期的卵巢逐渐缩小,约为 2.0cm×1.5cm×0.5cm。绝经期的卵巢随月经停止而逐渐萎缩,大小约为 1.5cm×0.75cm×0.5cm。

8. 试述卵巢的发生过程。

答:XX 胚胎由于没有 Y 染色体,不能合成 TDF 蛋白,同时也没有睾丸支持细胞、AMH、睾丸间质细胞和睾酮,因此无法诱导男性生殖道和生殖腺的发育,胚胎向女性方向发育。X 染色体携带的基因对卵巢的发育具有一定的作用。女性胚胎的性腺发育比较缓慢,直到第 10 周才能形成组织学意义上的卵巢,初级性索退化、消失,生殖腺嵴的表面上皮又向深部的间充质内形成许多较短的细胞索,称为次级性索,或称皮质索,逐渐代替初级性索。次级性索较短,分散在皮质内,随着皮质索的体积增加,原始生殖细胞进入皮质索。第 4 个月时,次级性索与上皮脱离并分为许多孤立的细胞团,即原始卵泡,每个原始卵泡中央为由原始生殖细胞分化成的卵原细胞,卵原细胞周围则是一层扁平的由次级性索上皮细胞分化形成的卵泡细胞。自人胚第 1 个月起,卵原细胞不断进行有丝分裂,形成大量的原始卵泡;到第 5 个月其数量达到高峰,此时胎儿卵巢内的卵原细胞达到 600 万个,卵原细胞不再进行有丝分裂,而且大量的卵原细胞急剧退化消失;直到人胎第 6 个月,随着减数分裂的进行,卵巢才真正意义上脱离了未分化性腺的结构,此时女性的内外生殖器官均已基本发育完成。胎儿出生时卵巢内已无卵原细胞,而是开始第 1 次减数分裂的初级卵母细胞,为 70 万~200 万个。初级卵母细胞进入减数分裂的网线期后,并不立即向减数分裂的中期继续发展,这个现象称为减数分裂的停滞。出生时卵巢内所有的卵细胞都是处于网线期的初级卵母细胞,直至青春期卵泡即将排卵之前,第 1 次减数分裂才继续进行,由网线期进入减数分裂的中期,之后很快完成第 1 次减数分裂。因此,初级卵母细胞的网线期停滞的时间是从胎儿 6 个月起,至青春发动期后该卵即将排出时止,长达 13~55 年。这种减数分裂的停滞现象是初级卵母细胞所特有的,其他细胞,包括初级精母细胞都没有减数分裂前期末的停滞现象。卵巢的表面上皮与皮质的卵泡之间有白膜相隔,当卵巢与退化的中肾分离时,形成自己的卵巢系膜。

9. 卵巢是如何下降的? 试述其过程。

答:在女性胚胎,卵巢下端与阴唇阴囊隆起之间的间充质形成条索,称为卵巢引带。由于中肾旁管的存留与发育分化为输卵管和子宫,使引带中部与子宫角相连接,将引带分为两部分:引带自卵巢至子宫角的一部分,以后成为卵巢固有韧带;引带自子宫角至阴唇阴囊隆起的一部分,以后则成为子宫圆韧带,其所经腹前壁肌间的间隙,成为女性腹股沟管。腹壁腹膜的下端一部分形成突起,进入腹股沟管,成为女性鞘突,又称为 Nuck 管,一般在出生前退化消失。卵巢由腹腔上部下降至盆腔内。由于受卵巢固有韧带的牵连,卵巢不能进入大阴唇内。

10. 简述卵巢的内分泌功能。

答:卵巢的内分泌功能主要表现以下 4 个方面:①雌激素:由卵泡细胞和卵泡膜内层细胞、间质腺和膜黄体细胞产生;②孕酮:由粒黄体细胞产生;③雄激素:由卵巢门细胞产生;④松弛素:由粒黄体细胞产生。

11. 试述甾体激素的基本化学结构,按碳原子数目分为几组。

答:甾体激素属于类固醇激素。类固醇激素结构的基本化学结构为环戊烷多氢菲。按碳原子数目分为3组:孕激素含21个碳原子,基本结构为孕烷核,如孕酮;雄激素含19个碳原子,基本结构为雄烷核,如睾酮;雌激素含18个碳原子,基本结构为雌烷核,如雌二醇、雌酮、雌三醇。

12. 卵巢合成雌激素与孕激素是通过什么途径完成的?

答:卵巢在排卵前,以$\triangle^5$途径(胆固醇→孕烯醇酮→17a羟孕烯醇酮→脱氢表雄酮→雄烯二酮)合成雌激素。在排卵后可通过$\triangle^5$和$\triangle^4$途径(胆固醇→孕烯醇酮→孕酮→17a羟孕酮→雄烯二酮)合成雌激素。卵巢在排卵后以$\triangle^4$途径合成孕酮。

13. 哪种雌激素的活性最强?在何处代谢?主要降解产物是什么?

答:雌二醇(E2)在女性体内的生物活性最强,其次是雌酮(E1)。降解主要在肝内进行。雌三醇(E3)是E2和E1的降解产物。

14. 简述生育年龄妇女雌激素的周期性变化。

答:雌激素于卵泡开始发育时分泌量很少,随卵泡渐成熟分泌渐增多,于排卵前出现第一个高峰,排卵后分泌稍减少,在排卵后7~8日黄体成熟时出现第二个高峰,峰均值低于第一个高峰。黄体萎缩时分泌迅速减少,至月经来潮达最低水平。

15. 简述雌、孕激素在生理作用上有哪些协同作用。

答:雌激素使子宫内膜呈增生期改变,孕激素使增生期内膜转化为分泌期变化;雌激素使乳腺腺管增生,孕激素在雌激素影响的基础上,促进乳腺腺泡发育。可见上述两个方面显示雌、孕激素的协同作用。

16. 简述雌、孕激素在生理作用上有哪些拮抗作用。

答:雌激素使子宫收缩力增强;加强输卵管肌节律性收缩的振幅;宫颈黏液分泌增多,变稀薄,拉丝度大;使阴道上皮细胞增生和角化;促进钠和水的潴留。孕激素使子宫肌纤维,兴奋性降低;抑制输卵管肌节律性收缩的振幅;宫颈黏液分泌减少,变黏稠,拉丝度减小,使阴道上皮细胞脱落加快;促进钠和水的排泄。可见上述5方面均显示雌、孕激素的拮抗作用。

(四)问答题

1. 总结卵泡发育和卵子发生的完整过程。

答:(1)卵泡是由卵母细胞和卵泡细胞共同构成,根据发育阶段的不同分为原始卵泡、初级卵泡、次级卵泡和成熟卵泡。①原始卵泡由中间的体积大的圆形的初级卵母细胞和环绕在其周围的一圈体积小的扁平的卵泡细胞组成。②原始卵泡中的初级卵母细胞逐渐发育,体积增大,细胞质高尔基复合体、内粗面内质网、游离核糖体等增多,核也增大,卵泡细胞增大成为一层立方形并进而增殖成多层,此阶段的卵泡为初级卵泡;在此期,初级卵母细胞和卵泡细胞之间出现一层均质状、折光性强的嗜酸性膜,称为透明带,其上有精子受体;卵泡周围的结缔组织内的梭形的基质细胞增殖分化形成卵泡膜,与卵泡之间有基膜相隔。③初级卵泡进一步发育成为次级卵泡,其特点是卵泡的直径进一步增大,卵泡细胞之间出现了腔隙,初期为一些小的腔隙,逐渐汇合成为一个大的腔隙,称为卵泡腔,腔隙内含有液体称为卵泡液;初级卵母细胞被一个大的卵泡腔挤到一侧,与周围的卵泡细胞一起形成一个突入卵泡腔的结构,称为卵丘,此时初级卵母细胞体积很大,透明带增厚,包围在透明带周围的一层卵泡细胞呈高柱状,放射状排列,称为放射冠。卵泡膜逐渐形成两层,内膜层含有较多的血管和多边形的膜细胞,有分泌类固醇激素细胞的结构特点,和颗粒细胞共同作用分泌雌激素;外膜层纤维多,血管少,有少量的平滑肌。④卵泡发育的最后阶段是成熟卵泡,此时卵泡腔非常大,卵泡可以占据卵巢整个皮质层并突向卵巢表面,卵泡壁很薄,卵丘根部的卵泡细胞间出现裂隙,即将排卵前,卵丘从卵泡壁上分离开,漂浮在卵泡腔的卵泡液中,在排卵前48~36小时,初级卵母细胞完成第一次成熟分裂,形成一个大的次级卵母细胞和一个小的第一极体,次级卵母细胞迅速进入第二次成熟分裂并停留在分裂中期。

(2)卵子的发生起源于胚胎期,出生时,卵原细胞进入第一次成熟分裂前期,成为初级卵母细胞,并长期停留于此期,直至青春期出现了卵泡的发育、成熟和排卵,在排卵前完成第一次成熟分裂,形成体积大的次级卵母细胞和体积小的第一极体,次级卵母细胞迅速进入第二次成熟分裂,且停留于分裂中期,如果受精,迅速完成第二次成熟分裂形成成熟的卵子,否则退化。经两次成熟分裂后的卵细胞,其染色体数目由原来的23对减半为23条(23X)。

2. 试述黄体的形成、结构、功能和发育命运。

答:(1) 排卵后,残留在卵巢内的卵泡壁塌陷,在黄体生成素的作用下,卵泡膜和颗粒细胞随之陷入卵泡腔,结缔组织和血管伸入颗粒层,逐渐分化形成一个体积较大、富含血管的内分泌细胞团,新鲜时呈黄色,故称黄体。

(2) 黄体由颗粒细胞来的粒黄体细胞和由卵泡膜内层细胞来的膜黄体细胞组成的,前者细胞位于黄体中央,数量较多,体积较大,着色较浅,分泌孕激素。后者细胞位于黄体周边,数量较少,体积较小,染色较深,分泌雌激素。

(3) 若排出的卵细胞未发生受精,黄体维持两周左右即退化,称月经黄体;若发生了受精,在绒毛膜促性腺激素的作用下,黄体继续发育增大,直径达 4~5cm,称妊娠黄体,妊娠黄体可维持 6 个月,除分泌大量的孕激素和雌激素外,还分泌松弛素,这些激素促使子宫内膜增生,子宫平滑肌松弛,以维持妊娠。黄体退化后,由结缔组织取代,形成白色瘢痕,称白体,最后逐渐退化消失。

3. 试述卵巢激素的反馈性调节作用。

答:卵巢产生的性激素能反过来影响下丘脑 GnRH 和垂体促性腺激素的分泌活动,称为反馈性调节作用。卵巢性激素增多兴奋下丘脑分泌 GnRH 增多称为正反馈;若抑制下丘脑分泌 GnRH 减少称为负反馈。大量雌激素抑制 GnRH 和 LH、FSH 分泌(负反馈),兴奋 GnRH 和 LH、FSH 分泌(正反馈);大量孕激素抑制 GnRH 和 LH、FSH 分泌(负反馈)。

4. 试述女性雄激素的主要来源及其功能。

答:女性体内的雄激素,主要来源于肾上腺皮质,卵巢也能分泌少量雄激素。雄激素包括睾酮及雄烯二酮。少量雄激素为正常妇女的阴毛、腋毛、肌肉及全身发育所必需,能促进非优势卵泡闭锁,并能提高性欲。

(徐锡金　邓红　郝爱军　谢遵江　李宏莲)

第七章

女性生殖管道的结构、功能与病理

一、输　卵　管

【学习要点】

掌握：输卵管的解剖结构和血管。

熟悉：输卵管的组织结构。

【内容要点】

1. 输卵管的分部与标志性结构可分为4部分，输卵管漏斗部、输卵管壶腹部、输卵管峡部和输卵管子宫部。输卵管结扎部位是输卵管峡部，受精部位是输卵管壶腹部。

2. 输卵管动脉来自子宫动脉和卵巢动脉的分支，静脉与相应的动脉伴行，内侧注入子宫静脉，外侧注入卵巢静脉。输卵管的淋巴大部分回流到腰淋巴结，小部分汇入髂内、外淋巴结。输卵管由来自卵巢丛和盆丛的交感神经和副交感神经支配，内脏传入纤维进入脊髓第11胸节至第2腰节。

3. 输卵管管壁由内向外依次由黏膜层、肌层和浆膜构成。黏膜向腔内突起形成分支状的皱襞，于壶腹部最发达。黏膜上皮是单层纤毛柱状上皮，由纤毛细胞和分泌细胞组成。上皮的高度和功能受卵巢激素的调节。

二、子　宫

【学习要点】

掌握：

1. 子宫壁的分层及各层的组织学结构。

2. 子宫的形态、分部和固定装置，以及子宫的血管。

3. 子宫的发生过程。

熟悉：

1. 子宫颈的组织结构。

2. 子宫的位置。

3. 子宫发育异常。

了解：子宫的淋巴引流和神经分布。

【内容要点】

1. 子宫的位置：前倾前屈位，前倾是指子宫长轴与阴道长轴之间形成一个向前开放的夹角；前屈是指子宫体与子宫颈之间形成一个向前开放的钝角。

2. 子宫的形态和固定装置：子宫可分为子宫底、子宫体和子宫颈，子宫颈又分为子宫颈阴道部和阴道上部。子宫体与子宫颈之间为子宫峡。子宫与输卵管相接处称子宫角。子宫内腔可分为子宫腔和子宫颈管。

固定子宫的韧带有子宫阔韧带、子宫圆韧带、子宫主韧带和子宫骶韧带。

3. 子宫峡的概念及临床意义：子宫体与子宫颈阴道上部交界处较狭窄的部分称子宫峡。非妊娠子宫此部不明显，长约 1cm；在妊娠期间，可延长至 7~11cm，产科常在此处进行经腹膜腔或腹膜外剖宫产术。

4. 子宫的血管、淋巴引流和神经：动脉来自子宫动脉，起自髂内动脉。静脉为子宫静脉，注入髂内静脉。淋巴主要回流到髂内、外淋巴结、腰淋巴结、闭孔淋巴结、骶淋巴结和腹股沟浅淋巴结。子宫的神经来自腹下丛的盆丛，其中交感神经节前纤维来自脊髓的第 12 胸节至第 2 腰节；副交感神的节前纤维来自脊髓的第 2、3 和 4 骶节，在子宫颈旁节内换神经元。子宫体部的内脏感觉纤维经交感神经传导到脊髓第 12 胸节至第 2 腰节；子宫颈的内脏感觉纤维经盆内脏神经传导到脊髓第 2~4 骶节。

5. 子宫壁由内向外由内膜、肌层和外膜构成。子宫内膜：由上皮和固有层构成。上皮由分泌细胞和少量的纤毛细胞组成；固有层的结缔组织中含基质细胞、子宫腺和血管。子宫内膜分功能层和基底层：功能层在卵巢激素的作用下会发生周期性的变化，基底层在月经期后能增生修复子宫内膜。子宫动脉的分支是螺旋动脉和基底动脉，分别供应功能层和基底层的营养。螺旋动脉对性激素敏感。肌层：由大量的平滑肌束和少量的结缔组织构成。平滑肌的功能受性激素的影响。外膜：为浆膜。

6. 子宫颈由内向外分为黏膜、肌层和纤维膜。黏膜形成许多皱襞，皱襞之间间隙为腺样隐窝。在子宫颈管的外口，单层柱状上皮与复层扁平上皮相移行，此处是子宫颈癌的好发部位。

7. 子宫的性分化：XX 胚胎中没有睾丸，所以既无睾酮也无抗中肾旁管激素。中肾管由于没有睾酮的刺激而退化。女性胚胎的雌激素由卵巢分泌，诱导中肾旁管分化为子宫、子宫颈和输卵管。同时由于缺少抗中肾旁管激素，中肾旁管发育。其上段和中段发育形成输卵管，下段左、右合并形成子宫和阴道穹隆部。窦结节演变为阴道下段和处女膜。输卵管发育自中肾旁管头侧未融合部位。尾侧中肾旁管融合，发育为子宫阴道原基，子宫阴道原基将来发育为子宫和阴道。

8. 子宫异常发育包括双子宫和双角子宫、中隔子宫以及子宫缺如。①双子宫和双角子宫：中肾旁管尾侧合并欠缺，有以下诸畸形：双子宫，为完全分开的两个子宫，每个连一输卵管，这是由于中肾旁管尾侧完全未接触合并。双角双颈子宫，两个子宫的颈部相接，但并未合并。双角单颈子宫，一个子宫颈，子宫体有两个角，每个角连一输卵管。②中隔子宫：由于两中肾旁管的下段合并时，合并的管壁未消失，形成子宫中隔。③子宫缺如：由于中肾旁管发育障碍，导致无子宫。

三、阴　　道

【学习要点】

掌握：阴道穹的临床意义，阴道的血管。

熟悉：阴道的形态。

【内容要点】

1. 阴道穹的概念及临床意义：阴道上端环绕子宫颈阴道部形成的环形凹陷称阴道穹。阴道后穹最深，与其后上方的直肠子宫陷凹仅隔以阴道后壁和一层腹膜，临床上常经阴道后穹穿刺引流直肠子宫陷凹内的积液或积血，进行诊断和治疗。

2. 阴道的血管、淋巴引流和神经：动脉来自阴道动脉及子宫动脉、阴部内动脉和直肠下动脉的分支，均起自髂内动脉。静脉为阴道静脉，注入髂内静脉。阴道上 1/3 部的淋巴注入髂内、外淋巴结及闭孔淋巴结。中 1/3 部注入髂内淋巴结。下 1/3 部注入腹股沟浅淋巴结。阴道上部由子宫阴道丛及盆内脏神经（来自脊髓第 2~4 骶节）发出的分支分布，仅对紧张刺激敏感。阴道下部由阴部神经的感觉支分布，阴道口及小阴唇和阴蒂由髂腹股沟神经和阴蒂背神经分布，对触觉特别敏感。

四、女性生殖管道的发生

【学习要点】

掌握：阴道的发生过程。
了解：女性生殖管道的先天性畸形。

【内容要点】

阴道的发生分为未分化期和女性生殖管道的分化。人胚第6周时，男女两性胚胎都具有两套生殖管，即中肾管和中肾旁管。中肾旁管上端开口于腹腔，下端在窦腔内形成一隆起，称窦结节。女性生殖管道的分化时，中肾旁上段和中段分化形成输卵管；两侧的下段形成子宫及阴道穹隆部。阴道的其余部分则由尿生殖窦后壁的窦结节增生而成的阴道板形成。

五、子宫内膜的周期性变化与调节

【学习要点】

掌握：

1. 月经周期的概念。
2. 子宫内膜在月经周期中的变化特点。
3. 卵巢和子宫内膜周期性变化的关系。

【内容要点】

1. 子宫内膜的周期性变化自青春期始，在卵巢激素的作用下，子宫内膜功能层发生周期性的变化，即每隔28天左右发生剥脱、出血、增生和修复，称月经周期。月经周期可分为增生期、分泌期和月经期。
2. 月经期：指周期的第1~4天，由于排出的卵未受精，黄体退化，雌激素和孕激素水平下降，螺旋动脉收缩，功能层缺血坏死。随后，螺旋动脉扩张，功能层血管破裂，血液和坏死的内膜组织进入子宫腔，成为经血。
3. 增生期：指周期的第5~14天，又称卵泡期。在雌激素的作用下，由基底层增生修复子宫内膜。
4. 分泌期：指周期的第15~28天，又称黄体期。在雌激素和孕激素的作用下，子宫腺极度弯曲、腺腔扩张、含分泌物，基质细胞肥大，胞质富含糖原和脂滴。螺旋动脉增长弯曲。内膜水肿。

六、女性生殖道病理

【学习要点】

掌握：

1. 掌握宫颈上皮不典型增生、宫颈原位癌、宫颈癌的病变特征及演变关系。
2. 掌握子宫肌瘤、子宫体癌的病变特点。

【内容要点】

1. 子宫颈疾病包括慢性子宫颈炎、子宫颈上皮非典型增生和原位癌以及子宫颈浸润癌。黏液柱状上皮在子宫颈外口移行为无角化的鳞状上皮，交界处为子宫颈上皮发生疾病的常见部位。①慢性子宫颈炎(chronic cervicitis)是育龄期女性最常见的妇科疾病，临床表现主要为白带增多，病因包括细菌和病毒感染、性生活和分娩引起的创伤、激素紊乱及局部血液循环障碍等。病理变化：肉眼观，子宫颈黏膜充血、肿胀，呈颗粒状或糜烂状；镜下，子宫颈黏膜充血水肿，间质内有淋巴细胞、浆细胞和单核细胞等慢性炎细胞浸润，可伴有子宫颈腺上皮的增生和鳞状上皮化生。有三种类型:子宫颈糜烂、子宫颈腺囊肿和子宫颈息肉。②子宫颈上皮非典型增生(cervical epithelial dysplasia)和原位癌(carcinoma in situ)病因与早婚、多产、宫颈裂伤、局部卫生不良、包皮垢刺激和高危 HPV(HPV-16、HPV-18)感染等多种因素有关。子宫颈上皮非典型增生是指子宫颈鳞状上皮部分被不同程度异型性的细胞所取代。表现为细胞大小形态不一,核增大深染,核浆比例增大,核分裂象增多,细胞极性紊乱。病变由基底层逐渐向表层发展,依据其病变程度不同分为三级:Ⅰ级,异型细胞局限于上皮的下 1/3;Ⅱ级,异型细胞累及上皮层的下 1/3~2/3;Ⅲ级,增生的异型细胞超过全层的 2/3,但还未累及上皮全层。异型增生的细胞累及子宫颈鳞状上皮,但病变局限于上皮层内,未突破基膜,称为子宫颈原位癌(carcinoma in situ)。原位癌的癌细胞可由表面沿基膜通过宫颈腺口蔓延至子宫颈腺体内,取代部分或全部腺上皮,但仍未突破腺体的基膜,称为原位癌累及腺体,仍然属于原位癌的范畴;子宫颈浸润癌病理变化:肉眼观分为三型:糜烂型、外生菜花型和溃疡型。组织学类型以鳞状细胞癌居多,约占 80%,15% 为腺癌,其余 5% 为腺鳞癌和神经内分泌癌。早期浸润癌或微小浸润性鳞状细胞癌(microinvasive squamous cell carcinoma)指癌细胞突破基底膜,向固有膜间质内浸润,但浸润深度不超过基底膜下 5mm 者。浸润癌(invasive carcinoma)指癌组织向间质内浸润性生长,浸润深度超过基底膜下 5mm 者。扩散方式:直接蔓延、淋巴道转移(最常见)、血道转移。

2. 子宫体疾病包括子宫内膜异位症、子宫内膜增生症和子宫体癌(又称子宫内膜癌)。①子宫内膜异位症(endometriosis)指子宫内膜腺体和间质出现于子宫内膜以外的部位,如子宫内膜腺体及间质异位于子宫肌层中(至少距子宫内膜基底层 2~3mm 以上),称作子宫腺肌症(adenomyosis);②子宫内膜增生症(endometrial hyperplasia)根据细胞形态和腺体结构增生和分化程度不同分为单纯性增生(simple hyperplasia)、伴有非典型增生的单纯性增生(simplehyperplasia with atypia)、复杂性增生(complex hyperplasia)和非典型增生(atypical hyperplasia);③子宫体癌又称子宫内膜癌(carcinoma of the endometrium),是由子宫内膜上皮细胞发生的恶性肿瘤,多见于绝经期和绝经期后妇女。病因学上分两大类:Ⅰ型子宫内膜癌和Ⅱ型子宫内膜癌。

【习题】

(一)选择题

A1 型题(单句型最佳选择题)

1. 排卵发生在月经周期的
   A. 月经期　　　　B. 增生早期　　　　C. 增生晚期　　　　D. 分泌早期　　　　E. 分泌晚期

2. 月经期后,使子宫内膜上皮得以修复的细胞是
   A. 残留的内膜上皮细胞　　　　B. 残留的子宫腺上皮细胞　　　　C. 血管内皮细胞
   D. 基质细胞　　　　E. 间充质细胞

3. 输卵管黏膜皱襞最发达的部位是
   A. 子宫部　　　　B. 峡部　　　　C. 壶腹部　　　　D. 输卵管伞　　　　E. 漏斗部

4. 在月经期出现变化的是
   A. 卵巢内卵泡发育　　　　B. 卵巢内黄体形成　　　　C. 子宫内膜水肿
   D. 螺旋动脉强烈收缩　　　　E. 排卵

5. 子宫颈癌好发部位是
   A. 子宫颈管内口　　　　B. 子宫颈管外口　　　　C. 子宫颈腺样隐窝
   D. 子宫颈肌层　　　　E. 子宫颈管的上皮

6. 关于子宫内膜的描述错误的是
   A. 上皮为纤毛细胞和分泌细胞　　　　　　B. 固有层稀薄
   C. 固有层含子宫腺和基质细胞　　　　　　D. 分为功能层和基底层
   E. 有周期性的变化

7. 不影响子宫内膜的周期性变化的是

    A. 下丘脑分泌的促性腺激素释放激素　　　B. 垂体前叶分泌的卵泡刺激素

    C. 垂体前叶分泌的黄体生成素　　　　　　D. 松弛素和雄激素

    E. 卵巢分泌的雌激素和孕激素

8. 子宫内膜的上皮是

    A. 单层扁平上皮　　　　　　B. 单层立方上皮　　　　　　C. 单层柱状上皮

    D. 复层扁平上皮　　　　　　E. 变移上皮

9. 子宫内膜处于分泌期时,卵巢内

    A. 卵泡生长　　　B. 卵泡成熟　　　C. 即将排卵　　　D. 黄体生长　　　E. 黄体退化

10. 子宫内膜由分泌期进入月经期的根本原因是

    A. 螺旋动脉破裂　　　　　　B. 月经黄体退化　　　　　　C. 雌激素水平下降

    D. 孕激素水平下降　　　　　　E. 排卵后未受精

11. 女性尿道外口位于

    A. 阴蒂内　　　　　　B. 阴蒂上方　　　　　　C. 阴道内

    D. 阴道前庭前部　　　　　　E. 阴道前庭后部

12. 下列说法**错误的**是

    A. 阴道下部较窄,上部较宽　　　　　　B. 阴道上端较宽阔,称阴道穹

    C. 阴道后穹最深　　　　　　　　　　　D. 阴道后方为直肠

    E. 直肠子宫陷凹积液,可经阴道后穹穿刺

13. 子宫

    A. 可分底、体、颈和管四部分　　　　　　B. 子宫体和底之间的狭窄部分称子宫峡

    C. 前倾是指子宫体与子宫颈之间的弯曲　　D. 子宫颈与子宫体相接处的狭窄部分称子宫峡

    E. 为腹膜内位器官

14. 子宫内腔

    A. 分为子宫腔和子宫颈管两部分　　　　　B. 位于子宫底和体内

    C. 下口称子宫颈管上口　　　　　　　　　D. 有两个子宫口

    E. 通常是卵细胞的受精部位

15. 子宫阔韧带的两层间**不含有**

    A. 输卵管　　　　　　B. 卵巢　　　　　　C. 卵巢固有韧带

    D. 子宫圆韧带　　　　　　E. 子宫骶韧带

16. 防止子宫向下脱垂的主要结构有

    A. 子宫主韧带　　　　　　B. 子宫阔韧带　　　　　　C. 子宫圆韧带

    D. 子宫骶韧带　　　　　　E. 卵巢固有韧带

17. 能牵引子宫颈向后上方的韧带是

    A. 子宫阔韧带　　　　　　B. 子宫主韧带　　　　　　C. 卵巢悬韧带

    D. 子宫圆韧带　　　　　　E. 子宫骶韧带

18. 子宫

    A. 为腹膜外位器官　　　　　　　　　B. 子宫体与阴道之间呈前屈位

    C. 子宫底与子宫颈之间呈前倾位　　　D. 子宫阔韧带是维持子宫前倾的主要韧带

    E. 子宫骶韧带起自子宫颈后面

19. **不属于**子宫阔韧带的结构是

    A. 平滑肌和结缔组织　　　　　　B. 腹膜皱襞　　　　　　C. 卵巢系膜

    D. 输卵管系膜　　　　　　E. 子宫系膜

20. 子宫

A. 为腹膜内位器官

B. 分为子宫底、子宫体和子宫颈管三部分

C. 前屈是子宫体与子宫颈之间形成向前开放的钝角

D. 子宫底位于小骨盆入口平面以上

E. 子宫颈的下端在坐骨结节平面

21. 限制子宫向两侧移动的韧带是

A. 子宫圆韧带　　　　B. 子宫阔韧带　　　　C. 子宫骶韧带

D. 子宫主韧带　　　　E. 卵巢悬韧带

22. 切除子宫附件时，切断哪条韧带易损伤输尿管

A. 骨盆漏斗韧带　　　B. 子宫骶韧带　　　　C. 子宫主韧带

D. 子宫阔韧带　　　　E. 子宫圆韧带

23. 下列关于子宫的说法，正确的是

A. 成人子宫略呈正置梨形　　　　B. 属于女性的生殖腺

C. 分为子宫底、子宫体和子宫颈 3 部分　　　　D. 其前面有膀胱和卵巢

E. 是壁较薄的肌性器官

24. 关于子宫的说法，**错误的**是

A. 子宫底位于子宫上部　　　　B. 子宫颈为癌肿的好发部位

C. 子宫底与子宫体有明显的分界标志　　　　D. 子宫颈下 2/3 突入阴道，称子宫颈阴道部

E. 子宫颈分为阴道部和阴道上部

25. 关于子宫峡的说法，**错误的**是

A. 位于子宫体与子宫颈之间　　　　B. 未妊娠期，子宫峡不明显

C. 妊娠期子宫峡明显变长　　　　D. 是癌肿的好发部位

E. 剖宫产常在此部位进行

26. 走在腹股沟管内的结构是

A. 子宫阔韧带　　　　B. 子宫圆韧带　　　　C. 子宫主韧带

D. 子宫骶韧带　　　　E. 盆底肌

27. 关于子宫的固定装置的叙述，**错误的**是

A. 子宫阔韧带由双层腹膜构成　　　　B. 子宫阔韧带可限制子宫向两侧移位

C. 子宫圆韧带走在腹股沟管内　　　　D. 子宫圆韧带维持子宫前倾

E. 子宫骶韧带又叫子宫颈旁组织

28. 中肾旁管下段靠拢后纵行，直插尿生殖窦，在其背部腔面形成一正中隆起称

A. 生殖结节　　　　B. 阴道板　　　　C. 窦结节

D. 阴囊阴唇隆起　　　　E. 阴道穹隆

29. 肾上腺生殖器综合征是因为

A. 卵泡刺激素分泌不足　　　　B. 黄体生成素分泌不足

C. 肾上腺分泌过多的雄激素　　　　D. 雌激素分泌不足

E. 雌激素分泌过多

30. 胚胎第 10 周时，生殖腺嵴的表面上皮细胞，向间充质内分裂增生而成的放射状索条状结构是

A. 皮质索　　　　B. 初级性索　　　　C. 生殖腺嵴

D. 中肾嵴　　　　E. 尿生殖嵴

31. 次级性索来自

A. 脏壁中胚层细胞　　　　B. 初级性索　　　　C. 原始生殖腺的表面上皮

D. 皮质索　　　　E. 次级性索

32. 子宫颈癌开始最常发生于
    A. 子宫颈管　　　　　　　　B. 子宫颈外口　　　　　　　　C. 子宫颈内口
    D. 子宫颈前唇　　　　　　　E. 子宫颈后唇

33. 子宫外子宫内膜异位症最常见于
    A. 卵巢　　　　　　　　　　B. 阴道壁　　　　　　　　　　C. 外阴
    D. 子宫直肠窝　　　　　　　E. 子宫圆韧带

34. 子宫颈癌的癌前病变是
    A. 宫颈肥厚　　　　　　　　B. 宫颈上皮鳞状化生　　　　　C. 宫颈息肉
    D. 宫颈上皮异型增生　　　　E. 宫颈纳氏囊肿

35. 慢性宫颈炎最常见原因
    A. G^+ 细菌感染　　　　　　B. G^- 细菌感染　　　　　　　C. 厌氧菌感染
    D. 真菌感染　　　　　　　　E. 需氧菌感染

36. 育龄期妇女最常见的疾病是
    A. 卵巢癌　　　　　　　　　B. 乳腺癌　　　　　　　　　　C. 宫颈癌
    D. 子宫平滑肌瘤　　　　　　E. 慢性宫颈炎

37. 子宫内膜癌的镜下表现为
    A. 肿瘤均侵犯子宫肌层　　　　　　B. 子宫深肌层内见异型滋养叶细胞
    C. 子宫深肌层内见退行性绒毛　　　D. 子宫深肌层内见异型细胞
    E. 子宫深肌层内见子宫内膜腺体和间质

38. 异位妊娠最常发生的部位是
    A. 卵巢　　　B. 输卵管　　　C. 子宫颈　　　D. 子宫肌层内　　　E. 腹膜

39. 鉴别高分化子宫内膜腺癌和子宫内膜不典型增生的主要诊断依据是
    A. 腺体排列拥挤，呈不规则形　　　B. 上皮细胞具异型性
    C. 间质减少　　　　　　　　　　　D. 核分裂象可见
    E. 有间质浸润

40. 下列**不符合**子宫肌瘤病理特征的是
    A. 可以发生在子宫壁内、浆膜下或黏膜下　　　B. 可以单发或多发
    C. 肿瘤切面呈灰白色、编织状　　　　　　　　D. 瘤细胞与正常平滑肌细胞相似
    E. 有明显包膜

41. 下列关于 CIN **错误的**是
    A. CIN 属于癌前病变　　　　　　　　　　B. 原位癌属于 CIN Ⅲ级
    C. CIN Ⅰ级是指异型细胞局限于上皮下 1/3　　D. 阴道涂片可发现早期病变
    E. 确诊需要阴道镜检查

42. 宫颈上皮不典型增生属于
    A. 炎症性病变　　　　　　　B. 组织损伤性病变　　　　　　C. 癌前病变
    D. 良性肿瘤病变　　　　　　E. 恶性肿瘤病变

43. 子宫颈癌与病毒感染有关，这种病毒是
    A. HSV　　　B. HBV　　　C. MCV　　　D. HPV　　　E. HIV

44. Nabothian 囊肿见于
    A. 慢性子宫颈炎　　　　　　B. 子宫内膜异位症　　　　　　C. 卵巢囊肿
    D. 卵巢畸胎瘤　　　　　　　E. 卵巢转移性肿瘤

45. 下列关于慢性宫颈炎，**错误的**描述是
    A. 与多产有关　　　　　　　　　　　　B. 宫颈上皮可有不同程度的增生、化生

    C. 子宫颈腺体囊肿形成　　　　　　　　　　　D. 间质内常无明显炎症现象

    E. 宫颈息肉容易恶变

46. 女性生殖系统结核最常见于

    A. 外阴　　　　　　B. 阴道　　　　　　C. 子宫颈　　　　　　D. 子宫内膜　　　　　　E. 输卵管

47. 下列关于子宫颈原位癌的描述**错误的**是

    A. 预后良好　　　　　　　　　　　　　　　B. 局部淋巴结无转移

    C. 癌细胞未突破基底膜　　　　　　　　　　D. 阴道脱落细胞涂片检查阴性

    E. 累及腺体时称为浸润癌

48. 子宫颈早期浸润癌是指

    A. 癌细胞未突破基底膜　　　　　　　　　　B. 癌细胞未突破基底膜,但已累及腺体

    C. 癌浸润深度不超过基底膜下 1mm　　　　　D. 癌浸润深度不超过基底膜下 5mm

    E. 癌浸润深度不超过基底膜下 1cm

49. **不是**慢性子宫颈炎的叙述为

    A. 临床表现为白带过多　　　B. 间质内有浆细胞浸润　　　C. 易形成 Nabothian 囊肿

    D. 为假性糜烂　　　　　　　E. 子宫颈息肉恶变率高

50. 慢性子宫颈炎最常见于

    A. 婴幼儿　　　　　　　　　B. 生育期妇女　　　　　　　C. 妊娠期妇女

    D. 更年期妇女　　　　　　　E. 老年期妇女

51. 子宫内膜癌最常见的病理组织学类型是

    A. 浆液性腺癌　　　　　　　B. 黏液性腺癌　　　　　　　C. 内膜样腺癌

    D. 透明细胞癌　　　　　　　E. 未分化癌

52. 最常见的子宫肌瘤类型是

    A. 宫颈肌瘤　　　　　　　　B. 阔韧带肌瘤　　　　　　　C. 浆膜下肌瘤

    D. 肌壁间肌瘤　　　　　　　E. 黏膜下肌瘤

53. 宫颈癌最常见的病理组织学类型是

    A. 鳞状细胞癌　　　　　　　B. 腺癌　　　　　　　　　　C. 腺鳞癌

    D. 黏液腺癌　　　　　　　　E. 淋巴上皮瘤样癌

54. 确诊宫颈癌依靠

    A. 阴道镜检查　　　　　　　　　　　　　　B. 临床表现

    C. 宫颈刮片细胞学检查　　　　　　　　　　D. 宫颈活组织病理学检查

    E. 高危型人类乳头状瘤病毒检测

55. 妊娠期间子宫肌瘤容易发生的变性是

    A. 玻璃样变　　　B. 钙化　　　　C. 囊性变　　　　D. 红色变性　　　　E. 肉瘤样变

B1 型题(配伍题)

(56~61 题共用备选答案)

    A. 阴蒂　　　　　　B. 阴道　　　　　　C. 卵巢　　　　　　D. 子宫　　　　　　E. 输卵管

56. 位于两侧小阴唇顶端,为性器官的一部分是

57. 能够发生周期性变化,产生月经的部位是

58. 既是性交器官,又是胎儿娩出通道的器官是

59. 精子和卵子相遇发生受精的部位是

60. 能够产生性激素的器官是

61. 胎儿生长发育的场所是

（62~63 题共用备选答案）

 A. 子宫峡　　　B. 子宫颈管　　　C. 子宫口　　　D. 处女膜　　　E. 阴道口

62. 子宫颈内的管腔称

63. 子宫颈阴道上部与子宫体相接的部位称

（64~65 题共用备选答案）

 A. 卵巢悬韧带　　　　　B. 乳房悬韧带　　　　　C. 子宫圆韧带

 D. 骶棘韧带　　　　　　E. 骶结节韧带

64. 固定卵巢的韧带是

65. 固定子宫的韧带是

（66~70 题共用备选答案）

 A. 畸胎瘤　　　　　　　B. 乳腺癌　　　　　　　C. 腺肌症

 D. 宫颈上皮非典型增生　E. 糜烂愈复

66. 癌前病变

67. 鳞状上皮化生

68. 子宫内膜异位症

69. 卵巢皮样囊肿

70. 纤维囊性乳腺病

（71~72 题共用备选答案）

 A. 乳腺浸润性癌　　　　　　　B. 纤维囊性乳腺病

 C. 卵巢乳头状囊腺瘤　　　　　D. 绒癌肺转移

 E. 子宫颈不典型增生

71. 一中年女性阴道不规则流血,并出现胸痛、咳嗽、咯血,检查发现子宫有出血性肿块。最可能的诊断为

72. 女,55 岁,右乳外上象限有一核桃大肿块,质硬,固定,乳头内陷并有血性分泌物。最可能的诊断为

（73~76 题共用备选答案）

 A. 输卵管子宫部　　　　B. 输卵管峡　　　　C. 输卵管壶腹

 D. 输卵管漏斗　　　　　E. 输卵管腹腔口

73. 输卵管外侧端的扩大部分是

74. 输卵管各部中最长的部分是

75. 卵子通常受精的部位在

76. 输卵管结扎的常用部位在

A2 型题(病历摘要型最佳选择题)

77. 女,35 岁,于高处取物时不慎摔下,呈骑跨式,伤及外阴部位,疼痛难忍。出现外阴血肿最易发生的部位应首先考虑在

 A. 小阴唇　　　B. 大阴唇　　　C. 阴阜部　　　D. 阴蒂部　　　E. 会阴部

78. 一妇女,29 岁,于三年前经阴道自然分娩一健康男婴,现进行妇科查体,其宫颈正常,其形状应该是

 A. 圆形　　　B. 横椭圆形　　　C. 横裂状　　　D. 纵椭圆形　　　E. 梯形

79. 某健康妇女,28 岁,已婚,未孕,其子宫峡部长度约为

 A. 0.5cm　　　B. 1.0cm　　　C. 1.5cm　　　D. 2.0cm　　　E. 2.5cm

80. 一名已婚不孕妇女,怀疑可能因为子宫位置的异常所致,下列可帮助诊断的是
    A. 子宫长轴与阴道长轴间的夹角为90°
    B. 子宫体长轴与子宫颈长轴间的夹角为170°
    C. 子宫呈前倾位
    D. 子宫呈前屈位
    E. 子宫长轴与阴道长轴间的夹角为170°

81. 一名32岁已婚有子妇女,实施输卵管结扎术,确定输卵管标志性结构的是
    A. 与输卵管伞相连   B. 与子宫相连   C. 与卵巢相连
    D. 行走于子宫阔韧带内   E. 与子宫颈相连

82. 一月经周期为28天的有排卵妇女,于月经周期的第23天刮宫,镜检子宫内膜应该是
    A. 增生早期   B. 增生晚期   C. 分泌早期
    D. 分泌晚期   E. 月经前期

83. 30岁,结婚5年不孕,月经周期不规则,子宫内膜出现下列哪种组织学表现时为有排卵
    A. 子宫内膜分泌期   B. 子宫内膜萎缩期   C. 子宫内膜增生过长
    D. 子宫内膜增生期中期   E. 子宫内膜增生期晚期

84. 29岁、月经周期为28天、有排卵的妇女于月经周期第17天刮宫,子宫内膜镜检属于
    A. 增生早期   B. 增生晚期   C. 分泌早期
    D. 分泌晚期   E. 排卵期

85. 子宫内膜厚达10mm,间质高度疏松、水肿、螺旋小动脉也高度弯曲、管腔扩大是发生在
    A. 子宫内膜增生期早期   B. 子宫内膜增生期中期   C. 子宫内膜增生期晚期
    D. 子宫内膜分泌期早期   E. 子宫内膜分泌期晚期

86. 女性,40岁,主诉阴道不规则流血和血性白带,妇科检查示宫颈肥大,宫颈活检为鳞状细胞癌,做宫颈癌根治术。术后病理检查示癌组织浸润至基底膜下2cm,其属于
    A. 外生菜花型   B. 内生浸润型   C. 溃疡型
    D. 原位癌   E. 早期浸润癌

87. 女性,50岁,阴道不规则流血二年,B超示子宫黏膜下、肌层和浆膜下可见大小不一结节,最可能的诊断是
    A. 子宫内膜癌   B. 侵袭性葡萄胎   C. 子宫内膜异位症
    D. 子宫平滑肌瘤   E. 绒毛膜癌

88. 女性,50岁,阴道分泌物增多半年,阴道镜检查见宫颈菜花状肿物,表面出血坏死。最可能的诊断是
    A. 子宫颈息肉   B. 子宫颈糜烂   C. 子宫颈肥大
    D. 子宫颈癌   E. 子宫体癌

89. 女性,26岁。葡萄胎清宫术后3个月,阴道不规则流血,子宫稍大,尿HCG(+),胸片示双下肺有多处片状阴影。最可能的诊断是
    A. 葡萄胎残留   B. 侵袭性葡萄胎   C. 绒毛膜癌
    D. 异位妊娠   E. 先兆流产

A3型题(病历组型最佳选择题)

(90~95题题干共用)

28岁已婚妇女,确诊为异位妊娠,输卵管妊娠破裂。

90. 输卵管妊娠最常发生在
    A. 输卵管子宫部   B. 输卵管峡部   C. 输卵管壶腹部
    D. 输卵管漏斗部   E. 输卵管伞部

91. 为了进一步确诊输卵管妊娠破裂,最有价值的检查是

　　A. B 超检查　　　　　　　　B. 诊断性刮宫　　　　　　　C. 腹腔镜检查

　　D. 阴道后穹隆穿刺　　　　　E. 宫腔镜检查

92. 如果诊断明确,该病人首选的处置是

　　A. 密切观察病情变化　　　　B. 剖腹探查术　　　　　　　C. 刮宫术

　　D. 阴道后穹隆切开引流　　　E. 静脉抗生素治疗

93. 输卵管妊娠最常见的原因是

　　A. 输卵管发育异常　　　　　B. 子宫内膜异位症　　　　　C. 慢性输卵管炎

　　D. 宫内放置节育器　　　　　E. 卵巢囊肿

94. 异位妊娠最常见的着床部位是

　　A. 卵巢　　　　　　　　　　B. 输卵管　　　　　　　　　C. 子宫颈

　　D. 腹腔　　　　　　　　　　E. 子宫阔韧带

95. 异位妊娠最常见的症状是

　　A. 停经　　　　　　　　　　B. 不规则的阴道流血　　　　C. 头晕

　　D. 腹泻　　　　　　　　　　E. 腹痛

(96~98 题题干共用)

　　女性,30 岁,女性,平时月经规则,3 个月前妇科检查有小肌瘤,现停经 2 个月余,阴道流血 10 天妇科检查子宫如妊娠 14 周大,软,轻压痛,双侧附件区触及 5cm 囊性包块,壁薄活动好,血 HCG 增高明显。

96. 最可能的诊断是

　　A. 宫外孕　　　　　　　　　B. 葡萄胎　　　　　　　　　C. 卵巢巧克力囊肿

　　D. 子宫肌瘤红色变性　　　　E. 妊娠合并子宫肌瘤

97. 确诊应首先考虑的检查方法是

　　A. B 超　　　　　　　　　　B. 血清 HCG 测定　　　　　C. 盆腔 CT

　　D. 腹部 X 线检查　　　　　　E. 腹腔镜检查

98. 最适合的治疗是

　　A. 性激素治疗　　　　　　　B. 腹腔镜　　　　　　　　　C. 宫腔镜

　　D. 立即清宫　　　　　　　　E. 抗感染治疗

(二) 名词解释

1. 月经周期

2. 阴道穹

3. 阴道前庭

4. 子宫峡

5. 子宫旁组织

6. 直肠子宫陷凹

7. 子宫前倾前屈

8. 子宫颈阴道部

9. 直肠子宫襞

10. 输卵管伞

11. 输卵管系膜

12. 输卵管腹腔口

13. 阴道闭锁

14. 阴道板

15. Müllerian 管

16. 双角子宫

17. 子宫缺如

18. 中隔子宫

19. 宫颈早期浸润癌

20. 宫颈原位癌

21. 宫颈糜烂

22. 宫颈息肉

23. Nabothian 囊肿

24. 畸胎瘤

25. 子宫内膜增生症

26. 子宫腺肌症

27. 子宫颈上皮内瘤变

28. 子宫颈高级别鳞状上皮内病变

（三）简答题

1. 有哪些动脉分布于阴道？各起自哪条动脉？

2. 请写出子宫的分部和子宫内腔的分部。

3. 维持子宫位置的韧带有哪些？维持子宫前倾前屈的韧带有哪些？

4. 子宫阔韧带分哪几部分？子宫阔韧带内有哪些结构？

5. 子宫的年龄变化如何？

6. 输卵管自内向外分哪几部分？输卵管结扎和输卵管妊娠常位于哪个部位？

7. 阴道是如何发生和演化的？

8. 子宫是如何发生和演化的？

9. 子宫颈上皮非典型增生、子宫颈原位癌、子宫颈早期浸润癌和子宫颈浸润癌的区别。

10. 何为 CIN

11. 子宫颈癌的扩散方式。

12. 试述子宫颈癌的大体与组织学分型。

13. 高分化子宫内膜癌如何与子宫内膜非典型增生鉴别？

14. 试述完全性和部分性葡萄胎的特点和区别。

15. 绒毛膜癌为何易发生血道转移？

16. 请根据葡萄胎的组织特点，解释其临床表现。

（四）问答题

1. 月经周期中子宫内膜的周期性变化如何受激素的调节？

2. 阴道的淋巴引流如何？

3. 阴道有哪些神经分布？来源何处？

4. 试述子宫的固定装置。

5. 子宫的淋巴引流如何？

6. 子宫有哪些神经分布？来源何处？

7. 请写出输卵管的分部、各部特点及临床意义。

8. 如果女性腹膜炎是由外界细菌直接进入腹膜腔所致，试分析外界细菌经过哪些结构进入腹膜腔？如疑有脓性渗出液，应在何处穿刺？为什么？

9. 什么是子宫发育异常？是如何分类的？

10. 什么是 Müller 结节？它是如何形成的？

11. 试述输卵管的发生过程。

【参考答案】

（一）选择题

1. C	2. B	3. C	4. D	5. B	6. B	7. D	8. C	9. D	10. E
11. D	12. B	13. D	14. A	15. E	16. A	17. E	18. E	19. A	20. C
21. B	22. C	23. C	24. D	25. D	26. B	27. E	28. C	29. C	30. A
31. C	32. B	33. A	34. D	35. A	36. E	37. D	38. B	39. E	40. E
41. E	42. C	43. D	44. A	45. A	46. E	47. E	48. C	49. E	50. E
51. C	52. D	53. C	54. D	55. D	56. A	57. D	58. B	59. C	60. C
61. D	62. B	63. A	64. A	65. C	66. D	67. E	68. C	69. A	70. E
71. D	72. A	73. D	74. C	75. C	76. B	77. B	78. C	79. B	80. E
81. A	82. D	83. A	84. C	85. E	86. B	87. D	88. B	89. B	90. C
91. D	92. B	93. C	94. B	95. E	96. B	97. A	98. D		

（二）名词解释

1. 月经周期：自青春期始,在卵巢激素的作用下,子宫内膜功能层发生周期性的变化,即每隔 28 天左右发生剥脱、出血、增生和修复,称月经周期。月经周期可分为增生期、分泌期和月经期。

2. 阴道穹：阴道上端环绕子宫颈阴道部形成的环形凹陷称阴道穹。阴道穹依据位置可分为前穹、后穹及两侧穹。阴道后穹最深,与其后上方的直肠子宫陷凹仅隔以阴道后壁和一层腹膜,临床上常经阴道后穹穿刺引流直肠子宫陷凹内的积液或积血,进行诊断和治疗。

3. 阴道前庭：是指位于两侧小阴唇之间的菱形区。前部有尿道外口,后部有阴道口。阴道口两侧有前庭大腺管和前庭小腺排泄管的开口。

4. 子宫峡：子宫颈阴道上部与子宫体相连接处的狭窄部分称子宫峡。腹前壁的腹膜在此处反折至子宫体前面。未妊娠时,仅为 1cm,妊娠期,可逐渐延长至 7~11cm。临床上可经此处做剖宫产术。

5. 子宫旁组织：也称子宫主韧带。位于阔韧带的基部,是从子宫颈两侧缘延至盆侧壁的纤维组织束和平滑肌纤维的总称,较强韧。它是维持子宫颈正常位置,防止子宫脱垂的重要结构。

6. 直肠子宫陷凹：位于直肠与子宫之间,由腹膜移行反折形成的腹膜陷凹,也称 Douglas 腔。该陷凹较深,与阴道后穹间仅隔薄的阴道壁。站立或半卧位时,此陷凹为女性腹膜腔最低部位,故积液多存在于此陷凹内。临床上常经此陷凹做穿刺,以便进行诊断和治疗。

7. 子宫前倾前屈：成年子宫的位置呈前倾前屈位。前倾是指整个子宫向前倾斜,子宫长轴与阴道长轴之间形成一个向前开放的夹角,约为 90°;前屈是指子宫体与子宫颈不在一条直线上,二者之间形成一个向前开放的钝角,约为 170°。

8. 子宫颈阴道部：子宫颈下 1/3 段伸入阴道内的部分,称子宫颈阴道部,是子宫颈癌的好发部位。

9. 直肠子宫襞：子宫骶韧带是由结缔组织纤维束和平滑肌纤维构成的扁索状结构,起自子宫颈后面的上外侧,向后弯行绕过直肠的两侧,止于骶骨前面的筋膜。子宫骶韧带表面有腹膜覆盖,形成弧形的直肠子宫襞。

10. 输卵管伞：输卵管漏斗部的输卵管腹腔口的边缘有许多细长的突起,称输卵管伞,有拾卵的作用。

11. 输卵管系膜：是输卵管与卵巢系膜根之间的双层腹膜,内含输卵管的血管、神经和淋巴管等,是子宫阔韧带的一部分。

12. 输卵管腹腔口：输卵管外侧端游离达卵巢的上方,开口于腹膜腔,称为输卵管腹腔口。

13. 阴道闭锁：阴道闭锁是因尿生殖窦的窦结节未形成阴道板或阴道板未形成管腔所致。

14. 阴道板：中肾旁管和尿生殖窦相连的内胚层表面形成阴道。中肾旁管和尿生殖窦的接触刺激了内胚层细胞不断增殖,内胚层增厚,形成阴道板(vaginal plate)。

15. Müllerian 管：中肾旁管又称米勒管,由尿生殖嵴头端外侧的体腔上皮内陷卷褶而成。其起始部呈喇叭形,开口于腹腔;上段较长,纵行于中肾管外侧;中段向内横行并越过中肾管的腹侧与对侧中肾旁管相遇;下段并列下行且于中线合并,末端为盲端,在女性生殖系统的发育中发挥至关重要的作用。

16. 双角子宫:双角双颈子宫,两个子宫的颈部相接,但并未合并。可有一共同的阴道,也可有两个阴道;双角单颈子宫,一个子宫颈,子宫体有两个角,每个角连一输卵管。

17. 子宫缺如:由于中肾旁管发育障碍,导致无子宫。

18. 中隔子宫:由于两中肾旁管的下段合并时,合并的管壁未消失,形成子宫中隔。

19. 宫颈早期浸润癌:癌细胞突破基底膜,向间质内浸润,但浸润深度不超过基底膜下 5mm 者。

20. 宫颈原位癌:子宫颈鳞状上皮异型增生,病变局限于上皮层内,未突破基底膜,称为子宫颈原位癌。

21. 宫颈糜烂:子宫颈损伤的鳞状上皮被子宫颈管黏膜柱状上皮增生下移取代。由于柱状上皮较薄,上皮下血管较易显露而呈红色,病变黏膜呈边界清楚的红色糜烂区,实际上不是真性糜烂。

22. 宫颈息肉:由子宫颈黏膜上皮、腺体和间质结缔组织局限性增生形成的息肉状物,常伴有充血、水肿及炎细胞浸润。肉眼观呈灰白色,表面光滑,有蒂。

23. Nabothian 囊肿:子宫颈腺上皮因炎症刺激,增生及化生的鳞状上皮覆盖和阻塞子宫颈管腺体的开口,使黏液潴留,腺体逐渐扩大呈囊,形成子宫颈囊肿。

24. 畸胎瘤:来源于生殖细胞的肿瘤,具有向体细胞分化的潜能,大多数肿瘤含有至少两个或三个胚层组织成分。

25. 子宫内膜增生症:子宫内膜腺体或间质增生,临床主要表现为功能性子宫出血,分为单纯性增生、伴有非典型增生的单纯性增生、复杂性增生和非典型增生。

26. 子宫腺肌症:子宫内膜腺体及间质异位于子宫肌层中,称作子宫腺肌症。

27. 子宫颈上皮内瘤变:目前将子宫颈上皮非典型增生和原位癌称为子宫颈上皮内瘤变,分 CIN Ⅰ级、CIN Ⅱ级和 CIN Ⅲ级。

28. 子宫颈高级别鳞状上皮内病变:CIN Ⅱ和 CIN Ⅲ合称为高级别鳞状上皮内病变。

(三) 简答题

1. 有哪些动脉分布于阴道? 各起自哪条动脉?

答:分布于阴道的动脉为来自髂内动脉发出的阴道动脉及子宫动脉、阴部内动脉和直肠下动脉的分支。

2. 请写出子宫的分部和子宫内腔的分部?

答:子宫分:子宫底、子宫体、子宫颈,子宫颈又分为子宫颈阴道上部和子宫颈阴道部。子宫内腔分:子宫腔和子宫颈管。

3. 维持子宫位置的韧带有哪些? 维持子宫前倾前屈的韧带有哪些?

答:维持子宫位置的韧带:子宫阔韧带、子宫圆韧带、子宫主韧带、子宫骶韧带。维持子宫前倾前屈的韧带:子宫圆韧带、子宫骶韧带。

4. 子宫阔韧带分哪几部分? 子宫阔韧带内有哪些结构?

答:子宫阔韧带分输卵管系膜、卵巢系膜、子宫系膜三部分。其内的结构有输卵管、子宫圆韧带、卵巢、卵巢固有韧带、输尿管、子宫动静脉、至输卵管和卵巢的血管以及神经和淋巴管等。

5. 子宫的年龄变化如何?

答:子宫的年龄变化较大,新生儿期的子宫高出小骨盆上口,输卵管和卵巢位于髂窝内,子宫颈比子宫体大的多。在幼儿期,子宫颈仍有子宫体的两倍大。性成熟前期,子宫迅速发育,壁增厚。到性成熟期,子宫颈与子宫体长度几乎相等,以后子宫体发育加快,到成人子宫体反而是子宫颈的两倍。经产妇的子宫各径和内腔都增大,重量可增加一倍。绝经期后,子宫萎缩变小,壁也变薄。子宫体与子宫颈的比例因年龄不同而不同,婴儿期是 1∶2,青春期是 1∶1,成年期是 2∶1,老年期是 1∶1。

6. 输卵管自内向外分哪几部分? 输卵管结扎和输卵管妊娠常位于哪个部位?

答:可分为:子宫部、峡部、壶腹部和漏斗部。结扎输卵管在输卵管峡,妊娠易发生在输卵管壶腹。

7. 阴道是如何发生和演化的?

答:中肾旁管和尿生殖窦相连的内胚层表面形成阴道。中肾旁管和尿生殖窦的接触刺激了内胚层细胞不断增殖,内胚层增厚,形成阴道板。随着细胞不断地增殖,阴道板在子宫和尿生殖窦之间伸长,形成一个实心的活塞状结构,最后该结构中央逐渐退化,出现空腔,至第5个月时称为阴道腔。阴道板上端在子宫颈下端,形成阴道穹隆。阴道的上皮由尿生殖窦的上皮演化而来,而肌肉来自间充质。一些学者认为上1/3阴道的上皮来自子宫阴道原基,下2/3阴道的上皮来自尿生殖窦。阴道腔与尿生殖窦腔之间有一薄层隔膜,第5个月时,该层薄膜发生部分退化,未退化部分为处女膜。

8. 子宫是如何发生和演化的?

答:女性胚胎的雌激素由卵巢分泌,诱导中肾旁管分化为子宫、子宫颈和输卵管。同时由于缺少抗中肾旁管激素,中肾旁管发育。其上段和中段发育形成输卵管,输卵管的起始端以喇叭形开口于体腔,形成输卵管漏斗部;下段左、右合并后,其间隔组织消失,管腔融合,形成子宫和阴道穹隆部。窦结节演变为阴道下段和处女膜。输卵管发育自中肾旁管头侧未融合部位。尾侧中肾旁管融合,发育为子宫阴道原基,子宫阴道原基将发育为子宫和阴道。与子宫阴道原基相邻的间充质发育为内膜基质和肌膜。两侧中肾旁管在末端的融合把两个腹膜褶连接到一起,以后形成左、右子宫阔韧带,并形成直肠子宫凹陷和膀胱子宫凹陷。在子宫周边和子宫阔韧带层次之间的间充质增殖并分化为子宫旁组织,子宫旁组织由疏松结缔组织和平滑肌组成。人类两侧中肾旁管的末端完全融合,因此人类的子宫成梨形,只有一个子宫腔。所有高等哺乳动物中肾旁管尾侧左右合并部分分化为子宫,并开口于阴道,因此只有一个子宫颈。

9. 子宫颈上皮非典型增生、子宫颈原位癌、子宫颈早期浸润癌和子宫颈浸润癌的区别。

答:子宫颈上皮非典型增生是指子宫颈上皮细胞异型增生,分Ⅰ、Ⅱ和Ⅲ级;子宫颈原位癌是指子宫颈上皮全层出现异型增生,但未突破基底膜;子宫颈早期浸润癌是指肿瘤细胞突破基底膜向间质浸润,但浸润深度不超过基底膜下5mm,而超过5mm者为子宫颈浸润癌。)

10. 何为CIN?

答:子宫颈上皮内瘤变,是指子宫颈上皮非典型增生至原位癌的一系列癌前病变过程,分Ⅰ、Ⅱ和Ⅲ级,Ⅰ级相当于Ⅰ级非典型增生,Ⅱ级相当于Ⅱ级非典型增生,Ⅲ级包括Ⅲ级非典型增生和原位癌。并非所有的CIN一定发展为浸润性癌。

11. 子宫颈癌的扩散方式。

答:直接蔓延——癌组织向上浸润破坏整段子宫颈,但很少侵犯子宫体。向下可累及阴道穹隆及阴道壁,向两侧可侵及宫旁及盆壁组织,若肿瘤侵犯或压迫输尿管可引起肾盂积水。晚期向前可侵及膀胱,向后可累及直肠。淋巴道转移——最常见,癌组织首先转移至子宫旁淋巴结,然后依次至闭孔、髂内、髂外、髂总、腹股沟及骶前淋巴结,晚期可转移至锁骨上淋巴结。血道转移——较少见,晚期可经血道转移至肺、骨及肝。

12. 试述子宫颈癌的大体与组织学分型。

答:子宫颈癌的大体类型,根据肿瘤外形和生长方式分为外生菜花型、内生浸润型、糜烂型和溃疡型。组织学类型,根据其组织来源分为鳞状细胞癌和腺癌,依据其分化程度分为高、中和低分化,依据其浸润深度分为原位癌、早期浸润癌、浸润癌。

13. 高分化子宫内膜癌如何与子宫内膜非典型增生鉴别?

答:重度非典型增生有时和子宫内膜癌较难鉴别,若有间质浸润则归属为癌,往往需经子宫切除后全面检查才能确诊。

14. 试述完全性和部分性葡萄胎的特点和区别。

答:葡萄胎分为完全性和部分性。形态学上,若所有绒毛均呈葡萄状,称之为完全性葡萄胎;部分绒毛呈葡萄状,仍保留部分正常绒毛,伴有或不伴有胎儿或其附属器官者,称为不完全性或部分性葡萄胎。分子表达上,完全性葡萄胎无p57表达。染色体核型分析,部分性为69,XXX或69,XXY,偶为92,XXXY,完全性为46,XX或46,XY。

15. 绒毛膜癌为何易发生血道转移？

答：绒毛膜癌由两种滋养层细胞组成，无绒毛和间质血管，肿瘤组织靠侵入周围组织，破坏血管获取营养生存，故易血道转移。

16. 请根据葡萄胎的组织特点，解释其临床表现。

答：葡萄胎的临床表现主要为尿 HCG 增多，尿妊娠试验强阳性——滋养层细胞增生所致；子宫超过妊娠月份——绒毛水肿，子宫明显增大；阴道出血——增生的滋养层细胞有较强的破坏血管能力，导致阴道出血；死胎——绒毛血管减少或消失，致胎儿死亡。

（四）问答题

1. 月经周期中子宫内膜的周期性变化如何受激素的调节？

答：子宫内膜的周期性变化受卵巢周期性分泌活动的调控。卵巢的周期性活动又受脑垂体分泌的促性腺激素即卵泡刺激素（FSH）和黄体生成素（LH）的调节。FSH 刺激卵泡生长发育和分泌雌激素，LH 的作用是协同 FSH 促进卵泡成熟、排卵及黄体形成。促性腺激素的分泌则受下丘脑神经元分泌的促性腺激素释放激素（GnRH）的调节。青春期开始，下丘脑分泌的 GnRH 促使脑垂体分泌 FSH，后者刺激卵巢中一批卵泡发育，并分泌大量雌激素，雌激素使子宫内膜增生（月经周期的增生期），这时血液中高浓度的雌激素通过反馈调节下丘脑和脑垂体，抑制 FSH 的分泌，同时促进 LH 的分泌，促使卵泡成熟、排卵及黄体形成，黄体分泌大量的孕激素和雌激素，作用于子宫内膜而发生分泌期的变化。随后高水平的孕酮反馈作用于下丘脑和腺垂体进行反馈调节，抑制 LH 的分泌，使黄体退化，从而使孕激素和雌激素的水平骤然下降，引起子宫内膜发生月经期的变化，子宫螺旋动脉收缩，使子宫内膜缺血、萎缩和坏死，螺旋动脉继而扩张，导致血管破裂出血。同时对于下丘脑和脑垂体产生反馈，在下丘脑和腺垂体分泌激素的影响下，又一批卵泡开始发育，如此反复循环，有序地调节和维持卵巢和子宫内膜的周期性活动。

2. 阴道的淋巴引流如何？

答：阴道的淋巴引流有以下 3 条回流途径。阴道上 1/3 部的淋巴管伴随子宫动脉走行，注入髂内、外淋巴结及闭孔淋巴结。阴道中 1/3 部的淋巴管伴随阴道动脉走行，注入髂内淋巴结。阴道下 1/3 部的淋巴管（包括女阴和会阴部皮肤的淋巴管）注入腹股沟浅淋巴结。

3. 阴道有哪些神经分布？来源何处？

答：阴道上部由子宫阴道丛及盆内脏神经（来自脊髓第 2~4 骶节）发出的分支分布，仅对紧张刺激敏感。阴道下部由阴部神经分出的肛神经和阴唇后神经发出的感觉支分布，阴道口及小阴唇和阴蒂由髂腹股沟神经和阴蒂背神经（阴部神经的分支）分布，对触觉特别敏感。

4. 试述子宫的固定装置。

答：子宫有以下主要韧带维持其正常位置。①子宫阔韧带：子宫前、后面的腹膜自子宫侧缘向两侧延伸所形成的双层腹膜皱襞，至盆侧壁和盆底，转折移行为盆腔腹膜壁层；其作用是限制子宫向两侧移动。②子宫圆韧带：为由平滑肌纤维和结缔组织纤维构成的圆索，起于子宫体前面的上外侧、输卵管子宫口的下方，在阔韧带前叶的覆盖下向前外侧弯行，然后经过腹股沟管，分散止于阴阜和大阴唇的皮下；其功能是维持子宫的前倾。③子宫主韧带：也称子宫颈旁组织，位于阔韧带的基部，是从子宫颈两侧缘延至盆侧壁的纤维组织束和平滑肌纤维的总称，较坚韧；它是维持子宫颈正常位置的重要结构。④子宫骶韧带：由平滑肌纤维和结缔组织构成，从子宫颈的后面的上外侧，向后弯行绕过直肠的两侧，止于第 2、3 骶椎前面的筋膜；此韧带向后上牵引子宫颈，与子宫圆韧带协同，维持子宫的前倾前屈位。除上述韧带外，盆膈、尿生殖膈和阴道的托持以及周围结缔组织的牵拉等因素对子宫位置的固定也起很大作用。

5. 子宫的淋巴引流如何？

答：①子宫底的淋巴管与卵巢和输卵管的淋巴管一起沿卵巢血管大部分注入腰淋巴结，小部分注入髂内、外淋巴结。子宫底的一部分和子宫体上部的淋巴管沿子宫圆韧带回流到腹股沟浅淋巴结的上部。当怀疑子宫体前壁患癌症时，应检查腹股沟浅淋巴结的上组。②子宫体下部和子宫颈的淋巴有三个回流途径：沿子宫动、静脉行向两侧，向外侧经子宫阔韧带注入髂外淋巴结，向后外侧注入髂内淋巴结；经子宫主韧带注入沿闭孔血管排列的闭孔淋巴结;向后沿直肠子宫襞回流到骶淋巴结。

6. 子宫有哪些神经分布? 来源何处?

答:子宫的神经来自腹下丛的盆丛,更主要的是来自位于子宫阔韧带基底部的所谓子宫阴道丛。其中交感神经节前纤维来自脊髓的第12胸节至第2腰节;副交感神经来自盆丛,其节前纤维来自脊髓的第2、3和4骶节,在子宫颈旁节内换神经元。子宫体部的内脏感觉纤维经交感神经传导到脊髓第12胸节至第2腰节;子宫颈的内脏感觉纤维经盆内脏神经传导到脊髓第2~4骶节。

7. 请写出输卵管的分部、各部特点及临床意义。

答:输卵管自内向外分为输卵管子宫部、输卵管峡部、输卵管壶腹部和输卵管漏斗部4部。输卵管子宫部:管腔最细,借输卵管子宫口通子宫腔。输卵管峡部:壁厚腔窄,血管少,适合输卵管结扎。输卵管壶腹部:管腔较宽大,血管丰富,卵细胞常在此处受精,故输卵管妊娠易在此部发生。输卵管漏斗部:其末端的边缘有输卵管伞,中央有输卵管腹腔口,卵细胞由此进入输卵管。

8. 如果女性腹膜炎是由外界细菌直接进入腹膜腔所致,试分析外界细菌经过哪些结构进入腹膜腔? 如疑有脓性渗出液,应在何处穿刺? 为什么?

答:细菌→阴道口→阴道→子宫口→子宫颈管→子宫腔→输卵管子宫口→输卵管(输卵管子宫部、输卵管峡部、输卵管壶腹部、输卵管漏斗部)→输卵管腹腔口→腹膜腔。应经阴道后穹穿刺。因阴道后穹与直肠子宫陷凹相对,在腹膜与阴道壁间仅隔以薄层结缔组织,而直肠子宫陷凹是女性腹膜腔的最低点,是积液最易存留之处。因此,临床上经常采用阴道后穹穿刺以便诊断和治疗。

9. 什么是子宫发育异常? 是如何分类的?

答:双子宫和双角子宫中肾旁管尾侧合并欠缺,由于欠缺的程度不同,有以下诸畸形:双子宫,为完全分开的两个子宫,每个连一输卵管,这是由于中肾旁管尾侧完全未接触合并。双子宫常伴有双阴道。双角双颈子宫,两个子宫的颈部相接,但并未合并,可有一共同的阴道,也可有两个阴道。双角单颈子宫,一个子宫颈,子宫体有两个角,每个角连一输卵管。中隔子宫:由于两中肾旁管的下段合并时,合并的管壁未消失,形成子宫中隔。子宫缺如:由于中肾旁管发育障碍,导致无子宫。

10. 什么是Müller结节? 它是如何形成的?

答:人胚第6周时,中肾旁管分别发生于左右两侧性腺和中肾管的外侧,它对于女性生殖系统的发育是必需的。在胸部第3体节位置,中肾管外侧的上皮内陷形成纵沟,并向尾部纵向延伸,沟的边缘靠拢融合形成中肾旁管。中肾旁管的头端呈漏斗形,并开口于腹腔。中肾旁管向尾部生长的过程中始终与中肾管平行,生长到胎儿未来的盆腔部位时,中肾旁管越过中肾管的腹面,并绕到中肾管的内侧,左、右中肾旁管在中线合并成一个Y形的子宫阴道原基。这个管状结构突入尿生殖嵴的背侧壁,窦壁内胚层受其诱导增厚形成一个隆起,称为窦结节,又称Müller结节。中肾管开口于窦结节的两侧。

11. 试述输卵管的发生过程。

答:由于缺少抗中肾旁管激素,中肾旁管发育。其上段和中段发育形成输卵管,输卵管的起始端以喇叭形开口于体腔,形成输卵管漏斗部;下段左、右合并后,其间隔组织消失,管腔融合,形成子宫和阴道穹隆部。窦结节演变为阴道下段和处女膜。输卵管发育自中肾旁管头侧未融合部位。子宫和卵巢之间的中肾旁管始终比较纤细,左右中肾旁管分别分化为两侧输卵管。输卵管的头端有一个喇叭状的开口,不同种类的哺乳动物输卵管的喇叭状口形状不同。尽管喇叭口的形态不同,但是都具有收集排卵产生的卵母细胞的功能。

(李宏莲　谢遵江　徐锡金　邓红　郝爱军)

第八章

女性外生殖器的结构

【学习要点】

掌握:外生殖器的发生过程。

了解:

1. 女性外生殖器的组成。

2. 外生殖器的血管、淋巴引流和神经分布。

【内容要点】

1. 女性外生殖器的组成:包括阴阜、大阴唇、小阴唇、阴道前庭、阴蒂、前庭球和前庭大腺等。

2. 女性外生殖器的血管、淋巴引流和神经:女性外生殖器的血液供应主要由阴部内动脉的分支营养,阴部内动脉起自髂内动脉。女性外生殖器的静脉均与同名动脉伴行,注入阴部内静脉,汇入髂内静脉。女性外生殖器的淋巴多数回流到腹股沟浅淋巴结,阴蒂部的淋巴管回流到腹股沟深淋巴结。女性外生殖器主要受阴部神经的支配,阴部神经由 2、3、4 骶神经分支组成。

3. 女性外生殖器的发生分为未分化期和分化两个阶段。未分化期始于第 5 周初,尿生殖膜的头侧形成生殖结节。两侧各有两条隆起,内侧的为尿生殖褶,外侧的为阴唇阴囊隆起。分化过程表现为生殖结节略增大,形成阴蒂。两侧的尿生殖褶形成小阴唇。左右阴唇阴囊隆起在阴蒂前方愈合,形成阴阜,后方愈合形成阴唇后连合,大部分不愈合成为大阴唇。

【习题】

(一) 选择题

A1 型题(单句型最佳选择题)

1. 耻骨联合前面的皮肤隆起,称

   A. 生殖结节　　　B. 阴道板　　　C. 窦结节　　　D. 阴阜　　　E. 阴道穹隆

2. 属于非传染性疾病的是

   A. 化脓性大汗腺炎　　　　B. 尖锐湿疣　　　　C. 梅毒

   D. 疱疹性阴道炎　　　　E. 性病性淋巴肉芽肿

3. 属于女性外生殖器的结构是

   A. 阴道　　　B. 子宫　　　C. 卵巢　　　D. 输卵管　　　E. 阴蒂

4. 前庭大腺位于

   A. 大阴唇皮下　　　B. 阴蒂上方　　　C. 前庭球后下方　　　D. 阴道口上方　　　E. 尿道上方

B1 型题(配伍题)

(5~6 题共用备选答案)

   A. 卵巢　　　B. 输精管　　　C. 尿道球腺　　　D. 乳房　　　E. 阴蒂

5. 属于女性内生殖器的是
6. 属于女性外生殖器的是

（二）名词解释

1. 阴蒂
2. 阴唇阴囊隆起

（三）简答题

1. 试述女性外生殖器是如何分化的。

（四）问答题

1. 女性外生殖器的淋巴引流如何？
2. 女性外生殖器有哪些神经分布？来源何处？
3. 试述女性外生殖器有哪些动脉分布。

【参考答案】

（一）选择题

1. D　　2. A　　3. E　　4. C　　5. A　　6. E

（二）名词解释

1. 阴唇阴囊隆起：左、右尿生殖褶外侧的间充质增生，形成一对大的纵行隆起，称阴唇阴囊隆起。
2. 阴蒂：位于两侧小阴唇之间的前端，阴唇前连合的后方，由两个阴蒂海绵体组成，在发生学上相当于男性的阴茎海绵体，可勃起，阴蒂可分为脚、体、头3部分。

（三）简答题

1. 试述女性外生殖器是如何分化的。

答：由于性腺分化为卵巢，因无雄激素的作用，外生殖器的原基自然向女性方向分化。胚胎第9~12周，生殖结节稍增大形成阴蒂。两侧尿生殖褶不合并，发育形成小阴唇。两侧阴唇阴囊隆起发育增大形成大阴唇，并在阴蒂前方愈合，形成阴阜，后方愈合形成阴唇后联合，尿道沟扩展，并与尿生殖窦下段共同形成阴道前庭。

（四）问答题

1. 女性外生殖器的淋巴引流如何？

答：女性外生殖器的淋巴管多数回流到腹股沟浅淋巴结上组，其输出管大部分汇入腹股沟深淋巴结，少部分汇入髂外淋巴结。阴蒂部的淋巴管回流到腹股沟深淋巴结，汇入髂外淋巴结及闭孔淋巴结等。

2. 女性外生殖器有哪些神经分布？来源何处？

答：女性外生殖器主要受阴部神经的支配，阴部神经由2、3、4骶神经分支组成，含感觉和运动神经纤维。阴部神经与阴部内血管伴行，在阴部管内和阴部管前端的行程及分支与阴部内动脉相同。主要分支有：①会阴神经：分布于会阴诸肌和大阴唇的皮肤，其浅支也称为阴唇后神经；②阴蒂背神经：分布于阴蒂海绵体和皮肤；③肛神经：分布到肛门外括约肌、肛管下部及肛门周围的皮肤。此外，髂腹股沟神经发出的阴唇前神经和生殖股神经的生殖支也分布到大阴唇皮肤。股后皮神经的会阴支也支配会阴部的皮肤。

3. 试述女性外生殖器有哪些动脉分布。

答：女性外生殖器的血液供应主要由阴部内动脉的分支营养。阴部内动脉为髂内动脉前干的终支，从坐骨大孔的梨状肌下孔穿出骨盆腔，绕过坐骨棘后面，再经坐骨小孔到达坐骨肛门窝，并沿坐骨肛门窝外侧壁上的阴部管前行，在阴部管内发出肛动脉，分布于肛管和肛门部的肌肉和皮肤。行至阴部管前端时，阴部内动脉分为会阴动脉和阴蒂动脉进入尿生殖区。会阴动脉分布于会阴浅部，阴蒂动脉分布于阴蒂和前庭球及大、小阴唇的皮肤。此外，股动脉发出的阴部外动脉也分布于外阴部的皮肤。

（谢遵江　郝爱军）

第九章

女性性生理学

【学习要点】

了解：

1. 女性性成熟的表现。

2. 女性性欲的发生、性敏感区、性欲异常。

3. 女性性反应周期。

4. 女性性兴奋的机制。

【内容要点】

1. 女性性成熟的表现为第一性征从幼稚型转变为成人型；第二性征发育，显示出女性的特有体态。在个体性心理成熟的基础上所形成的与性特征、性欲、性行为有关的心理状况和心理过程。性心理从幼稚到成熟有以下 3 个标志：性意识健康、性情感稳定和性适应良好。

2. 女性性欲的发生起源于个体对从未体验过陌生的性领域的探求欲望，进而在生理结构和功能的基础上逐步得到强化。女性性欲的性敏感区 A 区：性器官区域；B 区：主要是乳房区域；C 区：主要是唇、舌等部位。女性性欲异常包括性欲唤起障碍、性欲减低和性欲过强。

3. 在女性性生活的过程中，从性欲开始唤起到性交结束的重新恢复，人的心理和生理发生一系列的变化，称为女性性反应周期，包括以下 4 期：兴奋发动期、兴奋持续期、高潮期和消退期。

4. 女性性兴奋的机制包括女性性兴奋的神经反射性、女性性兴奋的心理性兴奋、女性性兴奋的分子和女性性高潮的生理反射等四个方面。

【习题】

(一) 名词解释

1. 性欲

2. 性反应周期

(二) 简答题

简述女性性成熟的生理表现特点。

(三) 问答题

试述女性性高潮的生理反射机制。

【参考答案】

(一) 名词解释

1. 性欲：是通过大脑反射而出现的一种性交欲望，是人类进化过程中出现的一种复杂的生理情绪系统，是情欲意图和感觉引起一系列的性欲望或驱动力。在生理上表现为肉体紧张状态的积累与解除，是刺激与反应的韵律。

2. 性反应周期：是指在性生活的过程中，从性欲开始唤起到性交结束的重新恢复，人的心理和生理发生一系列的变化，可划分为四个阶段，即兴奋发动期、兴奋持续期、高潮期和消退期。

（二）简答题

简述女性性成熟的生理表现特点。

答：在身体各器官的发育和机能逐步完善的基础上，在神经内分泌系统的调节、下丘脑-腺垂体-性腺轴的激活、机体能量平衡调节轴系及外周性激素等各种内分泌因子的变化影响下，由性幼稚状态逐渐发育为性成熟状态，表现为：第一性征从幼稚型转变为成人型，表现为阴部隆起富有弹性，大阴唇由平薄变为肥厚，小阴唇有小变大；第二性征发育，除了身高和体重的迅速增长以外，呈现出皮肤细腻、皮下脂肪丰富、肌肉欠发达、乳房隆起和声调变高，相继出现阴毛、腋毛和月经来潮，然后是骨盆增宽与臀部变圆，体态变得丰满，显示出女性的特有体态。

（三）问答题

试述女性性高潮的生理反射机制。

答：女性性高潮期是指女性身心紧张的状态达到了顶峰，使形成的高度肌紧张通过不随意肌肉痉挛加以释放而进入性发泄阶段。女性性高潮的产生是来自大脑性欢乐感觉冲动区，以及阴蒂、乳头和身体各处外周感受器的感觉，经相应传入通路使各级性中枢兴奋并扩散到呼吸中枢→循环中枢→下丘脑→脑干→再经 T_{12}-L_2 段和 S_1-S_4 段传出，引起坐骨海绵体肌、球海绵体肌、会阴横肌的节律性收缩。除了性系统的性器官出现相应反应外，身体许多部位出现性红晕、全身的肌肉紧张收缩、肛门括约肌的节律性收缩、子宫体收缩成波浪式向宫颈方向延伸、呼吸急促、心跳加快、血压升高等全身症状。

（徐锡金）

第十章

女性乳房的结构、功能与疾病

一、女性乳房的结构

【学习要点】

掌握:女性乳房的位置与构造、淋巴回流及临床意义。

熟悉:女性乳房的血液供应及神经支配。

了解:男性乳房的结构特点。

【内容要点】

1. 乳房的解剖位置——位于胸部前面浅筋膜内,第 2~6 肋、胸骨旁线和腋中线之间,胸肌筋膜、胸大肌和前锯肌浅面,与胸肌筋膜之间为乳房后间隙。

2. 乳房由乳腺、脂肪组织、纤维结缔组织和皮肤等构成,腺叶的输乳管以乳头为中心呈放射状排列。

3. 乳房主要由胸廓内动脉、胸外侧动脉、胸肩峰动脉、胸背动脉和肋间后动脉的分支供血,乳房的淋巴主要回流到腋淋巴结、胸廓内淋巴结。

二、乳房的发生

【学习要点】

了解:乳房的发生过程。

【内容要点】

乳房的发生大致都可分为以下 4 个阶段:胚胎发育的第 6 周,胚胎腹面两侧自腋下至腹股沟,原始表皮局部增厚,形成"乳线","乳线"上形成乳腺始基,同时中胚叶细胞增殖。第 9 周时,胸前区的一对乳腺始基继续发展,形成乳头芽,而"乳线"上多余的乳腺始基逐渐消退,乳头芽周围的胚胎细胞形成乳头凹。当胚胎长 78~98mm 时,乳头芽基部的基底细胞向下生长,形成乳腺芽。胚胎 6 个月时,输乳管原基进一步分支,形成实性上皮索,胚胎 9 个月时,乳腺管末端有小团的基底细胞,形成腺小叶的始基。与此同时,乳头下的结缔组织不断增殖,使乳头逐渐外突,至此,胚胎期乳腺基本发育。

三、女性乳房的病理

【学习要点】

掌握:乳腺癌基本类型的病理特征。

熟悉:

1. 乳腺结构不良的病理特征。

2. 浸润性乳腺癌的分子分型和意义。

了解：乳腺癌发病因素。

【内容要点】

1. 乳腺增生性病变包括乳腺纤维囊性变和硬化性腺病。乳腺纤维囊性变是一组非肿瘤性病变，以末梢导管和腺泡扩张、间质纤维组织和上皮不同程度的增生为特点，是最常见的乳腺疾病，多发于 25~45 岁的女性。分为非增生型和增生型两种。硬化性腺病是增生性纤维囊性变的一少见类型，主要特征为小叶中央或小叶间的纤维组织增生使小叶腺泡受压而扭曲变形，一般无囊肿形成。

2. 乳腺良性肿瘤包括乳腺纤维腺瘤和乳腺导管内乳头状瘤。乳腺纤维腺瘤是乳腺最常见的良性肿瘤，多发生在 20~30 岁之间。单个或多个，单侧或双侧发生。肉眼观，圆形或卵圆形结节状，与周围组织界限清楚，切面灰白色、质韧、略呈分叶状，可见裂隙状区域，常有黏液样外观。镜下，肿瘤主要由增生的纤维间质和腺体组成：腺体圆形或卵圆形，或被周围的纤维结缔组织挤压呈裂隙状；间质通常较疏松，富于黏多糖，也可较致密，发生玻璃样变或钙化。乳腺导管内乳头状瘤瘤组织位于扩张的导管内，乳头下大导管内乳头状瘤一般呈孤立性，小导管内乳头状瘤为多发性。乳头轴心由纤维血管组成，表面被覆增生的导管上皮和肌上皮，可伴有顶泌汗腺化生。

3. 乳腺癌是来自乳腺终末导管小叶单元上皮的恶性肿瘤。好发于乳腺外上象限。与雌激素水平过高和BRCA1、2 基因突变关系密切。分为非浸润性癌、微小浸润性癌和浸润性癌。非浸润性癌是指导管原位癌和小叶原位癌，浸润性癌包括浸润性导管癌、浸润性小叶癌和特殊类型癌（包括髓样癌、小管癌、黏液癌、浸润性乳头状癌及化生性癌）。浸润性乳腺癌的分子分型主要是根据 ER、PR 和 HER2 分子表达进行分类的，主要分为管腔型（A 和 B 型）、HER2 型和基底（细胞）样型 3 个亚型，对于指导治疗和判断预后具有重要意义。扩散方式：直接蔓延，淋巴道转移（最常见），血道转移。

【习题】

（一）选择题

A1 型题（单句型最佳选择题）

1. 关于乳房位置的正确描述是

　　A. 胸大肌深面　　　　　　　　　　　　B. 前锯肌深面

　　C. 腹直肌鞘上部的表面　　　　　　　　D. 胸部深筋膜内

　　E. 乳头常位于第 4 肋间隙或第 5 肋与锁骨中线交界处

2. 关于乳房叙述正确的是

　　A. 乳晕表面有乳晕腺

　　B. 可分为 5~10 个乳腺小叶

　　C. 有 5~10 根输乳管以乳头为中心呈放射状排列

　　D. 乳房悬韧带的一端连于皮肤和浅筋膜浅层，一端连于浅筋膜深层

　　E. 胸肌筋膜与胸大肌之间有一间隙，为乳房后隙

3. 关于乳房淋巴回流的**错误的**描述是

　　A. 乳房外侧和中央部回流到胸肌淋巴结

　　B. 乳房内侧部回流到胸骨旁淋巴结

　　C. 乳房内上部淋巴管回流到颈前淋巴结

　　D. 乳房淋巴管分浅、深两组，彼此间广泛吻合

　　E. 乳房内下部淋巴管与腹上区淋巴管及肝淋巴管吻合

4. **不提供**乳房的血液的血管是

　　A. 胸前动脉　　　　B. 胸廓内动脉　　　　C. 胸背动脉　　　　D. 胸外侧动脉　　　　E. 胸肩峰动脉

5. 在乳腺癌根治术后，导致"翼状肩"畸形是因为损伤了

  A. 胸外侧神经　　　B. 胸长神经　　　　C. 胸背神经　　　　D. 肌皮神经　　　　E. 胸内侧神经

6. 乳腺癌根治术清扫腋淋巴结后导致"背阔肌瘫痪"是因为损伤了

  A. 胸长神经　　　　B. 肌皮神经　　　　C. 胸背神经　　　　D. 胸内侧神经　　　E. 胸外侧神经

7. 乳房深部的淋巴管穿胸大、小肌除注入胸肌间淋巴结外,同时还注入

  A. 胸骨旁淋巴结　　B. 尖淋巴结　　　　C. 膈上淋巴结　　　　D. 肩胛下淋巴结　　E. 胸肌淋巴结

8. 乳腺癌根治术清扫淋巴结时须注意保护的结构应**除外**

  A. 头静脉　　　　　　　　　B. 胸外侧神经　　　　　　　C. 胸长神经

  D. 锁骨上神经　　　　　　　E. 胸肩峰动脉的胸肌支

9. 乳腺癌最常发生于乳腺的

  A. 外上象限　　　B. 外下象限　　　　C. 内上象限　　　　D. 内下象限　　　　E. 中央部

10. 较常累及双侧乳腺的乳腺癌是

  A. 浸润性导管癌　B. 浸润性小叶癌　　C. 小管癌　　　　　D. 黏液癌　　　　　E. 乳头状癌

11. 乳腺橘皮样外观最常见于

  A. 浸润性导管癌　　　　　　B. 浸润性小叶癌　　　　　　C. 小叶原位癌

  D. 典型髓样癌　　　　　　　E. 导管原位癌

12. 80% 以上乳腺癌来源于

  A. 乳腺纤维腺瘤　　　　　　B. 乳腺导管上皮　　　　　　C. 乳腺小叶间质

  D. 乳腺腺泡上皮　　　　　　E. 乳腺肌上皮

13. 育龄期妇女最常见的疾病是

  A. 卵巢癌　　　　B. 乳腺癌　　　　　C. 宫颈癌　　　　　D. 子宫平滑肌瘤　　E. 慢性宫颈炎

14. 乳腺最常见的良性肿瘤是

  A. 纤维瘤　　　　B. 脂肪瘤　　　　　C. 导管内乳头状瘤　D. 腺瘤　　　　　　E. 纤维腺瘤

15. 关于乳腺粉刺癌的描述,正确的是

  A. 乳头 Pagets 病　　　　　B. 导管原位癌　　　　　　　C. 小叶原位癌

  D. 浸润性导管癌　　　　　　E. 浸润性小叶癌

B1 型题(配伍题)

(16~18 题共用备选答案)

  A. 背阔肌瘫痪　　　　　　　B. 前锯肌瘫痪,出现"翼状肩"　C. 上肢水肿

  D. 乳房皮肤呈"橘皮样"外观　E. 臂的后内侧部皮肤麻木感

16. 乳腺癌累及浅淋巴管

17. 乳腺癌手术损伤肋间臂神经

18. 乳腺癌手术损伤头静脉

(19~22 题共用备选答案)

  A. 胸肌淋巴结　　　B. 尖淋巴结　　　　C. 胸骨旁淋巴结

  D. 胸肌间淋巴结　　E. 膈上淋巴结

19. 乳房内侧部的淋巴管注入

20. 乳房上部的淋巴管注入

21. 乳房深部的淋巴管注入

22. 乳房内下部的淋巴管注入

(23~27 题共用备选答案)

  A. 畸胎瘤　　　　　　　B. 乳腺癌　　　　　　C. 腺肌症

D. 宫颈上皮非典型增生   E. 糜烂愈复

23. 癌前病变

24. 鳞状上皮化生

25. 子宫内膜异位症

26. 卵巢皮样囊肿

27. 纤维囊性乳腺病

(28~29 题共用备选答案)

A. 乳腺浸润性癌   B. 纤维囊性乳腺病   C. 卵巢乳头状囊腺瘤

D. 绒癌肺转移   E. 子宫颈不典型增生

28. 一中年女性阴道不规则流血,并出现胸痛、咳嗽、咯血,检查发现子宫有出血性肿块。最可能的诊断为

29. 女,43 岁,双乳两侧有多灶小结节,边界不清,大小不一。最可能的诊断为

A2 型题(病历摘要型最佳选择题)

30. 女性,77 岁,发现左乳无痛性肿块 3 个月。检查发现:乳房外侧有一肿块,较坚硬且边界不太清楚,活动度小,无明显疼痛,怀疑为乳腺癌,需取淋巴结做病理学检查,应当取的淋巴结是:

A. 锁骨上淋巴结   B. 胸肌淋巴结   C. 肩胛下淋巴结

D. 外侧淋巴结   E. 胸骨旁淋巴结

31. 女性,60 岁,4 个月前发现右侧乳房内有一肿物,入院检查病理诊断为浸润性导管癌。实行右侧乳房切除术及腋窝三站淋巴结清扫,术后数月发现右侧肩胛骨内侧缘向后面突起,其原因可能是:

A. 手术时损伤了胸背神经   B. 手术时损伤了肩胛上神经   C. 手术时损伤了腋神经

D. 手术时损伤了肌皮神经   E. 手术时损伤了胸长神经

A3 型题(病历组型最佳选择题)

(32~36 题共用题干)

患者,女性,53 岁,已婚育,绝经后一年。一年前左乳外上象限发现一质硬无痛性肿块,直径约 2.0cm,轻微活动。未诊治。肿块渐大、渐硬,半年前出现乳头内陷并固定。2 个月前出现左乳皮肤红、肿、热、痛,左乳头可挤出少量褐色液体。检查发现左乳为一巨大肿块占据,长径 29.2cm,短径 19.5cm,肿块高 3.0 cm,质硬、实感,大片皮肤水肿"橘皮样",皮温升高,边界不清,不活动;左乳头内陷、固定,可挤出黄褐色混浊液体。左腋下肿大淋巴结融合成团,约 4cm×3cm×3cm 大小,质硬、界限清、固定、无压痛,左锁骨上窝可扪及肿大的淋巴结;CT 检查发现肺部有转移;MRI 检查肿块信号增强,瘤周有血管增强信号。病理活检确诊为乳腺浸润性导管癌,应行乳腺癌根治手术。

32. "橘皮样"外观的解剖学基础

A. 癌细胞累及淋巴管而引起局部淋巴水肿,使局部皮肤出现很多点状凹陷

B. 癌细胞侵犯 Cooper 韧带,导致韧带挛缩缩短,使乳房表面向内凹陷

C. 癌细胞直接侵犯皮肤所致

D. 癌细胞直接侵犯浅筋膜所致

E. 癌细胞直接侵犯胸大肌筋膜所致

33. 左侧腋窝及锁骨上淋巴结肿大,表明乳腺癌已出现转移,有关乳腺癌淋巴转移描述**错误的**是

A. 乳房外侧部和中央部的淋巴液流至腋窝淋巴结

B. 部分乳房上部的淋巴液可直接流向锁骨上淋巴结、尖淋巴结

C. 乳房内侧的淋巴液通过肋间淋巴结流向胸骨旁淋巴结

D. 乳房深部的淋巴管注入胸肌间淋巴结(Rotter 淋巴结)

E. 部分乳房上部的淋巴液可流向颈前淋巴结

34. 追踪血液转移到肺的途径是

    A. 乳房内静脉　　　B. 腋静脉　　　　C. 肋间后静脉　　　D. 锁骨下静脉　　　E. 头静脉

35. 术后发现患者出现持续钝性肩痛,向颈及肩胛间区放射,肩部活动增加肘疼痛加重,肩外展外旋力弱,患肩冈上肌和冈下肌有轻度萎缩,但局部无压痛,可能损伤什么神经

    A. 胸背神经　　　B. 肩胛上神经　　　C. 肋间臂神经　　　D. 肌皮神经　　　E. 腋神经

36. 术后发现病人左上肢不能高举过头,肩胛骨脊柱缘翘起呈"翼状肩"畸形,可能损伤了

    A. 胸背神经　　　B. 肩胛上神经　　　C. 胸长神经　　　D. 锁骨上神经　　　E. 腋神经

（二）名词解释

1. 乳房悬韧带

2. 浸润性小叶癌

3. 乳腺黏液癌

4. 粉刺癌

5. 浸润性导管癌

6. "三阴性"乳腺癌

（三）简答题

1. 简述女性乳房的血液供应。

2. 乳腺癌为何会出现橘皮样外观?

3. 乳腺癌为何会出现乳头下陷?

4. 乳腺癌的扩散方式有哪些?

5. 试述浸润性乳腺癌的分子分型和意义。

（四）问答题

1. 试述乳房的发生过程。

2. 试述女性乳房的淋巴回流。

【参考答案】

（一）选择题

1. E	2. D	3. C	4. A	5. B	6. C	7. B	8. D	9. A	10. B
11. A	12. B	13. E	14. E	15. B	16. D	17. E	18. C	19. C	20. B
21. D	22. E	23. D	24. E	25. C	26. A	27. B	28. D	29. B	30. B
31. E	32. A	33. E	34. C	35. B	36. C				

（二）名词解释

1. 乳房悬韧带:乳房内的致密结缔组织纤维束,一端连于皮肤和浅筋膜浅层,一端连于浅筋膜深层。韧带两端固定,无伸展性。

2. 浸润性小叶癌:癌细胞呈单行串珠状或细条索状浸润于纤维间质之间,或环形排列在残留导管周围。癌细胞小,大小一致,核分裂少见,细胞形态和小叶原位癌的瘤细胞相似,占乳腺癌的5%~10%。

3. 乳腺黏液癌:癌细胞分泌大量黏液,堆积在腺腔内,由于腺体崩解释放到间质中,形成黏液湖,癌巢或癌细胞漂浮在黏液中,肉眼观呈半透明胶冻状,故又称胶样癌。多发生于老年人,占乳腺浸润性癌的2%~3%,预后良好,一般单纯乳腺切除即可治愈。

4. 粉刺癌:乳腺导管内癌,因切面可见扩张的导管内含灰黄色软膏样坏死物质,挤压时可由导管内溢出,状如皮肤粉刺,故称为粉刺癌。镜下示导管原位癌细胞排列紧密,大小不一,胞质丰富、嗜酸性,导管中央有大片坏死。

5. 浸润性导管癌:由导管内癌发展而来,癌细胞突破导管基膜向间质浸润,是最常见的乳腺癌类型,约占乳腺癌的70%。镜下示癌组织呈条索状或岛屿状分布,在间质内浸润性生长。

6. "三阴性"乳腺癌:ER、PR和HER2/neu均阴性的基底细胞样乳腺癌称之,可能来自乳腺导管外层的

肌上皮,分化差,增殖活性高,对内分泌治疗不敏感,而多数对化疗敏感,预后较差。

（三）简答题

1. 简述女性乳房的血液供应。

答:供应乳房的动脉主要来自胸廓内动脉、胸外侧动脉、胸肩峰动脉、胸背动脉和肋间后动脉的分支;乳房的静脉分浅、深两组。浅静脉大部分向内侧汇入胸廓内静脉,少部分与对侧浅静脉吻合,或向上汇入颈前静脉,深静脉多与同名动脉伴行,分别回流至胸廓内静脉、肋间后静脉和腋静脉。

2. 乳腺癌为何会出现橘皮样外观?

答:多见于浸润性导管癌,癌组织堵塞真皮淋巴管,导致皮肤水肿,毛囊、汗腺处皮肤因受皮肤附件牵拉而相对下陷,造成橘皮样外观。

3. 乳腺癌为何会出现乳头下陷?

答:多见于浸润性导管癌,位于乳头下的肿瘤如果累及大导管又伴有大量纤维组织增生,由于纤维组织收缩,使乳头下陷。

4. 乳腺癌的扩散方式有哪些?

答:直接蔓延:癌细胞沿乳腺导管直接蔓延,可累及相应的乳腺小叶腺泡,或沿导管周围组织间隙向周围扩散到脂肪组织。随着癌组织不断扩大,甚至可侵及胸大肌和胸壁。淋巴道转移:最常见,首先转移至同侧腋窝淋巴结,晚期可相继至锁骨下淋巴结、逆行转移至锁骨上淋巴结。位于乳腺内上象限的乳腺癌常转移至乳内动脉旁淋巴结,进一步至纵隔淋巴结,偶尔可转移到对侧腋窝淋巴结。少部分病例可通过胸壁浅部淋巴管或深筋膜淋巴管转移到对侧腋窝淋巴结。血道转移:晚期乳腺癌可经血道转移至肺、骨、肝、肾上腺和脑等组织或器官。

5. 试述浸润性乳腺癌的分子分型和意义。

答:根据 ER、PR 和 HER2/neu 生物学标记将浸润性乳腺癌进行分子分型,主要分为管腔型（A 和 B 型）、HER2 型和基底（细胞）样型 3 个亚型。这些亚型在分子表达模式、临床特征、治疗反应和预后方面均有不同。管腔型（约占 70%）:ER、PR 阳性,管腔 A 型 HER2 阴性,管腔 B 型 HER2 阳性。HER2 型（约占 15%）:ER、PR 阴性,HER2 蛋白过表达和基因扩增。基底（细胞）样型:ER、PR 和 HER2 均阴性。现在认为 ER、PR 阳性 HER2/neu 阴性的乳腺癌来自乳腺的导管上皮,一般分化较好,对内分泌治疗敏感,而多数对化疗不敏感,预后较好;ER、PR 阴性 HER2/neu 阳性的乳腺癌来自乳腺导管外层的肌上皮,一般分化较差,对内分泌治疗不敏感,而多数对化疗敏感,相对预后较差。三者均阴性的基底（细胞）样乳腺癌称作"三阴性"乳腺癌,可能来自肌上皮或干细胞,分化差,增殖活性高,转移早,预后不良。仅有 15%~20% 的患者对化疗敏感。

（四）问答题

1. 试述乳房的发生过程。

答:乳房的发生过程在两性胚胎中是相同的,到了青春期,由于卵巢分泌的激素的作用,女性乳腺发育,乳头增大,而男性乳房扁平。两性乳房的胚胎发育大致可分为以下过程:胚胎发育的第 6 周,胚胎腹面两侧自腋下至腹股沟,原始表皮局部增厚,形成"乳线","乳线"上形成乳腺始基,同时中胚叶细胞增殖。第 9 周时,胸前区的一对乳腺始基继续发展,形成乳头芽,而"乳线"上多余的乳腺始基逐渐消退,乳头芽周围的胚胎细胞形成乳头凹。当胚胎长 78~98mm 时,乳头芽基部的基底细胞向下生长,形成乳腺芽,日后演变成永久性乳腺管。胚胎 6 个月时,输乳管原基进一步分支,形成实性上皮索,胚胎 9 个月时,乳腺管末端有小团的基底细胞,形成腺小叶的始基。与此同时,乳头下的结缔组织不断增殖,使乳头逐渐外突,至此,胚胎期乳腺基本发育。

2. 试述女性乳房的淋巴回流。

答:乳房外侧部和中央部的淋巴管注入胸肌淋巴结;乳房上部的淋巴管注入尖淋巴结、锁骨上淋巴结;乳房内侧部的淋巴管注入胸骨旁淋巴结并与对侧乳房淋巴管相吻合;乳房内下部的淋巴管注入膈下淋巴结,并与腹前壁上部及膈下淋巴管相吻合;乳房深部的淋巴管经乳房后间隙穿胸大肌入胸肌间淋巴结、尖淋巴结。

（王慧 郝爱军 邓红）

第十一章
骨盆与会阴的结构

【学习大纲】

掌握:

1. 骨盆与盆膈的组成及作用。

2. 会阴的概念、境界与分区。

3. 女性会阴浅、深隙的构成、内容物及其功能。

4. 尿生殖膈构成、会阴中心腱的形成及其临床意义。

熟悉: 盆部的境界,掌握大小骨盆的分界线。

了解:

1. 肛区的主要结构特点及临床意义。

2. 会阴部血管、神经的分支与分布。

【内容要点】

1. 骨盆由后方的骶骨、尾骨和两侧的髋骨连结而成,借界线分为上方的大骨盆(亦称假骨盆)和下方的小骨盆。盆壁肌有闭孔内肌及梨状肌,盆底即为封闭骨盆下口的软组织,由浅层肌(会阴浅层肌)、中浅层肌(会阴深层肌)、深层肌(肛提肌和尾骨肌)和筋膜构成,起到承托并保护盆腔脏器的功能。

2. 会阴是指在盆膈以下封闭骨盆下口的全部软组织结构,参与构成盆底。临床上常将阴唇后连合至肛门之间的软组织称为产科会阴。会阴以两侧坐骨结节之间的连线为界分为尿生殖区和肛区。尿生殖区除有尿道和阴道纵行穿过外,其结构由浅入深依次为皮肤,浅筋膜浅层,会阴浅筋膜,盆底浅层肌、前庭球、前庭大腺、阴蒂脚及血管神经,尿生殖膈下筋膜,盆底中层肌及血管神经,尿生殖膈上筋膜。

【习题】

(一)选择题

A1型题(单句型最佳选择题)

1. 关于骨盆的叙述,**错误的**是

  A. 把躯干的重量传给下肢
  B. 女性各条径线均比男性的长

  C. 给盆腔内脏以保护
  D. 上口由界线围成

  E. 由骶骨、尾骨和两侧髋骨构成

2. 骨盆出口大部分被

  A. 臀大肌、臀中肌及臀小肌所封闭
  B. 尿生殖膈所封闭

  C. 盆膈所封闭
  D. 盆壁筋膜所封闭

  E. 盆脏筋膜所封闭

3. 骨盆上口由

A. 骶岬、弓状线、髂耻隆起、耻骨梳、耻骨结节、耻骨嵴、耻骨联合上缘围成

B. 骶岬、弓状线、髂耻隆起、耻骨梳、耻骨嵴、耻骨联合上缘围成

C. 髂腰韧带、弓状线、髂耻隆起、耻骨梳、耻骨结节、耻骨嵴、耻骨联合上缘围成

D. 骶骨、尾骨、耻骨及坐骨借强有力的韧带连接构成

E. 骶骨、髂骨及耻骨借强有力的韧带连接构成

4. 骨盆最小平面的范围,前面是耻骨联合下缘,两侧为坐骨棘,后面为

A. 第 3~4 骶椎间　　　　　B. 第 4~5 骶椎间　　　　　C. 骶骨岬

D. 骶骨下端　　　　　　　E. 骶尾关节下方

5. 盆底肌**不包括**

A. 肛门外括约肌　　　　　B. 尾骨肌　　　　　　　　C. 耻骨直肠肌

D. 耻尾肌　　　　　　　　E. 髂尾肌

6. 关于闭孔内肌,下列叙述正确的是

A. 形成盆外侧壁的一部分　　　　　　B. 通过坐骨大孔

C. 形成坐骨直肠窝内侧壁的一部分　　D. 位于肛提肌下面

E. 参与构成闭膜管

7. 关于耻骨尾骨肌,下列叙述正确的是

A. 是肛提肌的最前部分　　　　　　　B. 止于骶、尾骨侧缘

C. 止于尾骨尖、侧缘和肛尾韧带　　　D. 起自耻骨盆面及肛提肌腱弓的中份

E. 分娩时经常受损

8. 有关广义会阴的描述,下面正确的是

A. 尿生殖膈以下封闭骨盆下口的全部软组织

B. 盆膈以下封闭骨盆下口的全部软组织

C. 外生殖器和肛管之间的全部软组织

D. 封闭骨盆下口的全部软组织

E. 产科会阴

9. 关于盆膈的描述正确的是

A. 由肛提肌和尾骨肌被覆盆膈上筋膜、下筋膜构成

B. 由肛提肌被覆盆膈上筋膜、下筋膜构成

C. 封闭整个骨盆下口,承托盆内脏器

D. 位于尿生殖膈下方

E. 其后下部有盆膈裂孔

10. 关于会阴叙述正确的是

A. 是指尿生殖膈以下封闭骨盆下口的全部软组织

B. 尿生殖三角中有会阴浅隙和会阴深隙

C. 坐骨棘连线将会阴分为尿生殖三角和肛门三角

D. 肛门三角中的主要结构为直肠和肛管

E. 会阴的境界与骨盆上口一致

11. 关于坐骨直肠窝的描述**错误的**是

A. 外侧壁为坐骨结节、坐骨下支

B. 内侧壁为肛门外括约肌、肛提肌、尾骨肌和盆膈下筋膜

C. 前壁为盆膈

D. 后壁为会阴浅横肌和骶结节韧带

E. 底为浅会阴筋膜和皮肤

12. 关于坐骨直肠窝叙述正确的是
    A. 位于坐骨棘连线之后
    B. 是一个易受感染的部位
    C. 其内充填大量纤维结缔组织
    D. 与会阴浅隙相通
    E. 位于肛管前方,呈楔形的腔隙

13. **不参与**构成肛门直肠环的肌是
    A. 肛门外括约肌的浅、深部
    B. 肛门内括约肌
    C. 耻骨直肠肌
    D. 直肠纵肌的一部分
    E. 尾骨肌

14. 关于肛管直肠周围脓肿叙述正确的是
    A. 坐骨直肠窝脓肿切开排脓应作放射状切口
    B. 肛管直肠周围脓肿单纯切开引流后常可形成肛瘘
    C. 骨盆直肠隙脓肿位于肛提肌下方间隙中
    D. 肛瘘多数是骨盆直肠隙脓肿的后遗症
    E. 慢性坐骨直肠窝脓肿可穿过尿生殖膈蔓延至骨盆腹膜后隙,成为盆腔脓肿

15. 关于肛门外括约肌叙述正确的是
    A. 为围绕在肛门内括约肌外面的平滑肌
    B. 可分皮下部、浅部、深部三部
    C. 不附着于骨骼
    D. 皮下部参与构成肛直肠环
    E. 浅部对控制排便作用不大,手术时切断不致发生括约功能障碍

16. 关于阴部神经的叙述正确的是
    A. 起自第1~4骶神经
    B. 经梨状肌上孔出盆腔后与阴部内血管伴行
    C. 穿经坐骨小孔时,神经走在动脉的外侧
    D. 在阴部管内发出肛神经,主干继续前行并分为会阴神经和阴茎背神经(阴蒂背神经)
    E. 会阴部手术时,可在坐骨结节与肛门连线的中点,将药物注入坐骨棘上方,以进行阴神经阻滞麻醉

17. 关于产科会阴叙述**错误的**是
    A. 阴道前庭后端与肛门之间的部分
    B. 肛门外括约肌是其中的一个组成部分
    C. 分娩时此处应加以保护,防止撕裂
    D. 有加固盆底、承托盆内脏器的作用
    E. 由浅入深包括皮肤、筋膜、部分肛提肌和会阴中心腱等

18. 关于浅会阴筋膜叙述正确的是
    A. 为深筋膜浅层
    B. 两侧附着于耻骨下支和坐骨支
    C. 向前与阴囊肉膜、阴茎浅筋膜以及 Camper 筋膜相续
    D. 向后越过会阴浅横肌与盆膈下筋膜和会阴中心腱愈合
    E. 富含脂肪,紧贴皮肤

19. 附着于会阴中心腱的肌**不包括**
    A. 肛门外括约肌
    B. 会阴浅横肌
    C. 会阴深横肌
    D. 坐骨海绵体肌
    E. 肛提肌

20. 关于会阴浅隙的叙述正确的是

A. 位于浅会阴筋膜与尿生殖膈上筋膜之间　　B. 位于浅会阴筋膜与尿生殖膈下筋膜之间

C. 位于盆膈上、下筋膜之间　　　　　　　　D. 位于尿生殖膈上、下筋膜之间

E. 位于盆膈筋膜与尿生殖膈筋膜之间

21. 女性会阴浅隙内的结构应**除外**

    A. 球海绵体肌　　　　　　B. 坐骨海绵体肌　　　　　　C. 会阴深横肌

    D. 前庭大腺　　　　　　　E. 前庭球

22. 男性会阴浅隙中有

    A. 睾丸和附睾　　　　　　B. 阴茎脚　　　　　　　　　C. 精索

    D. 阴囊　　　　　　　　　E. 尿道海绵体部

23. 女性会阴深隙内的结构应**除外**

    A. 会阴深横肌　　　　　　B. 尿道阴道括约肌　　　　　C. 尿道

    D. 前庭大腺　　　　　　　E. 阴蒂背神经

24. 男性会阴深隙内的结构包括

    A. 阴茎脚　　　　　　　　B. 尿道球部　　　　　　　　C. 尿道海绵体部

    D. 尿道膜部和尿道括约肌　E. 尿道前列腺部

25. 尿生殖膈由

    A. 尿生殖膈上、下筋膜、会阴深横肌、尿道括约肌共同构成

    B. 尿生殖膈上、下筋膜、会阴浅横肌、会阴深横肌共同构成

    C. 尿生殖膈上、下筋膜、盆膈筋膜共同构成

    D. 尿生殖膈上、下筋膜、肛提肌、尿道括约肌共同构成

    E. 尿生殖膈上、下筋膜、盆膈筋膜、盆膈肌共同构成

26. 关于会阴中心腱的叙述正确的是

    A. 位于肛门前 2cm 处

    B. 会阴诸肌附着于其深面

    C. 由尿生殖膈后缘正中央与肛门外括约肌前端会合而成

    D. 女性会阴中心腱没有男性的发育良好,故在接产时,须妥善保护,以防撕裂

    E. 一旦发生撕裂,应分层缝合修补,以免发生变形

27. 关于阴部管的叙述正确的是

    A. 内有阴部血管和阴部神经通过

    B. 为冠状位的管状裂隙

    C. 位于坐骨直肠窝外侧壁闭孔内肌表面的筋膜内

    D. 前达尿生殖膈后缘后

    E. 前达尿生殖膈前缘,后连坐骨小孔

28. 参与组成尿生殖膈的肌肉有

    A. 球海绵体肌　　　　　　B. 会阴深横肌　　　　　　　C. 坐骨海绵体肌

    D. 会阴浅横肌　　　　　　E. 肛门外括约肌

29. 关于女性尿生殖区结构特点的描述**错误的**是

    A. 会阴浅隙内,两侧有阴蒂脚和坐骨海绵体肌,内侧有前庭球以及球海绵体肌

    B. 会阴深隙内有尿道和阴道通过,并有围绕其周围的尿道阴道括约肌

    C. 会阴中心腱较男性发育良好

    D. 尿生殖膈下筋膜较男性薄弱

    E. 会阴中心腱上续直肠阴道隔下缘

30. 关于女性会阴中心腱叙述**错误的**是

A. 位于肛门与阴道前庭后端之间

B. 位于皮下,脂肪较少

C. 向前续接唇后连合

D. 居尿生殖膈后缘中点

E. 肛门外括约肌、肛提肌、会阴浅横肌、球海绵体肌及坐骨海绵体肌等均附着于此

B1 型题(配伍题)

(31~33 题共用备选答案)

A. 会阴浅隙　　　　　　B. 会阴深隙　　　　　　C. 肛周隙

D. 坐骨肛门窝　　　　　E. 骨盆直肠隙

31. 位于尿生殖膈上、下筋膜之间的间隙称

32. 位于尿生殖膈下筋膜与浅会阴筋膜之间的间隙称

33. 位于肛管和坐骨之间呈楔形的腔隙称

(34~36 题共用备选答案)

A. 肛神经　　　　　　　B. 会阴神经　　　　　　C. 阴蒂背神经

D. 盆内脏神经　　　　　E. 生殖股神经

34. 管理肛周皮肤感觉的神经是

35. 管理尿道括约肌的神经是

36. 支配阴蒂的神经是

(37~39 题共用备选答案)

A. 髂棘间径　　　　　　B. 骶耻外径　　　　　　C. 骨盆下口前后径

D. 骨盆下口横径　　　　E. 骨盆上口前后径

37. 耻骨联合下缘至尾骨尖的距离为

38. 骶岬至耻骨联合上缘中点的距离为

39. 两侧坐骨结节之间的距离为

A2 型题(病历摘要型最佳选择题)

40. 一高位肛瘘病人,手术治疗后半月余出现咳嗽、走路、下蹲有粪便和肠液流出,污染衣裤和被褥,肛门周围潮湿、糜烂、瘙痒,其原因可能是

A. 肛管直肠环被切断　　　　　　　　　B. 耻尾肌被切断

C. 肛门外括约肌皮下部被切断　　　　　D. 肛门内括约肌浅部被切断

E. 直肠的环行肌被切断

41. 男,28 岁,术前留置尿管,置入尿管时,感阻力大,强行插入,致尿道口滴血,未做处理。术后病人会阴部及阴囊水肿,其原因可能是

A. 尿道膜部损伤,致尿液渗入会阴深隙　　　B. 尿道膜部损伤,致尿液渗入会阴浅隙

C. 尿道球部损伤,致尿液渗入会阴浅隙　　　D. 尿道膜部损伤,致尿液渗入会阴深隙

E. 尿道海绵体部损伤,致尿液渗入会阴浅隙

A3 型题(病历组型最佳选择题)

(42~45 题共用题干)

女,28 岁,足月初产妇,分娩过程持续 16 小时,产妇诉疼痛持续加重,查宫口开全后,马上行会阴侧切术 + 胎头吸引术。

42. 行会阴侧切术主要是保护

A. 会阴中心腱　　　　　　B. 阴道　　　　　　C. 肛门外括约肌

　　D. 阴唇系带　　　　　　　　E. 肛提肌

43. 会阴撕裂伤后可造成下列结构损伤的**例外**

　　A. 会阴深横肌　　　　　B. 会阴浅横肌　　　　　　C. 肛门外括约肌

　　D. 坐骨海绵体肌　　　　E. 直肠

44. 支配会阴部的神经来源于

　　A. 肛神经　　　　　　　B. 阴部神经　　　　　　　C. 阴部内神经

　　D. 骶神经　　　　　　　E. 臀下神经

45. 为了进行神经阻滞,医生行会阴侧切术前需将麻醉剂注入

　　A. 坐骨结节下方　　　　B. 坐骨结节前方　　　　　C. 坐骨棘下方

　　D. 坐骨棘前方　　　　　E. 坐骨支附近

(二) 名词解释

1. 坐骨直肠窝

2. 会阴中心腱

3. 会阴浅隙

4. 会阴深隙

5. 肛提肌腱弓

6. 界线

7. 阴部管

8. 尿生殖膈

(三) 简答题

1. 简述盆壁的构造。

2. 简述会阴部的血液供应和神经支配。

(四) 问答题

1. 试述男、女性骨盆和会阴的异同点。

【参考答案】

(一) 选择题

1. B	2. C	3. A	4. D	5. A	6. A	7. C	8. B	9. A	10. B
11. B	12. B	13. E	14. B	15. B	16. D	17. B	18. B	19. D	20. B
21. C	22. B	23. D	24. D	25. A	26. E	27. C	28. B	29. A	30. E
31. B	32. A	33. D	34. A	35. B	36. C	37. C	38. E	39. D	40. A
41. C	42. A	43. D	44. B	45. C					

(二) 名词解释

　　1. 坐骨直肠窝:坐骨直肠窝位于肛管两侧,略似尖朝上方,底向下的锥形腔隙。其内侧壁的下部为肛门外括约肌,上部为肛提肌、尾骨肌及覆盖它们的盆膈下筋膜;外侧壁的下部为坐骨结节内侧面,上部为闭孔内肌、闭孔筋膜及深会阴筋膜;前壁为会阴浅横肌及尿生殖膈;后壁为臀大肌下缘及其筋膜和深部的骶结节韧带。窝尖由盆膈下筋膜与闭孔筋膜汇合而成,窝底为肛门两侧的浅筋膜及皮肤。坐骨直肠窝向前延伸至肛提肌与尿生殖膈之间,形成前隐窝;向后延伸至臀大肌、骶结节韧带与尾骨肌之间,形成后隐窝。坐骨直肠窝内除血管、淋巴管、淋巴结及神经外,尚有大量的脂肪组织。

　　2. 会阴中心腱:为纤维肌性组织,男性位于肛门与阴茎之间,女性位于肛门与阴道前庭后端之间。在矢状位上,呈楔形,尖朝上,底朝下,深 3~4cm。

　　3. 会阴浅隙:又称会阴浅袋,为位于浅会阴筋膜与尿生殖膈下筋膜之间,与阴囊肉膜下间隙和阴茎浅筋膜下间隙相续。

4. 会阴深隙：又称会阴深袋，为位于尿生殖膈上、下筋膜之间、四周均封闭的间隙。

5. 肛提肌腱弓：位于耻骨联合后面至坐骨棘之间的连线上，由盆壁筋膜显著增厚形成，为肛提肌的附着点。

6. 界线：即骨盆上口，由后方的骶岬、两侧的弓状线、髂耻隆起、耻骨梳、耻骨结节、耻骨嵴和前方的耻骨联合上缘围成。为大、小骨盆的分界线。

7. 阴部管：位于坐骨肛门窝的外侧壁，坐骨结节下缘上方2~4cm处由闭孔内肌筋膜形成的筋膜鞘，该管包绕阴部内血管和阴部神经。

8. 尿生殖膈：由会阴深横肌、尿道括约肌及其上、下面的尿生殖膈上、下筋膜构成，位于盆膈裂孔的下方，封闭尿生殖区，具有加固盆底的作用，协助承托盆腔脏器。

（三）简答题

1. 简述盆壁的构造。

答：盆壁以骨盆为支架，辅以盆壁肌及其筋膜。前壁为耻骨联合内面及其邻近的耻骨部分。盆后壁由骶、尾骨构成，在梨状肌的盆腔面与腹膜壁层之间，有筋膜、骶丛和髂内血管分支等结构。骨盆侧壁为髂骨、坐骨、骶结节韧带、骶棘韧带和耻骨，前外侧的闭孔被闭孔膜及闭孔内肌封闭，在这些结构与腹膜之间还有自主神经丛、髂内血管及其分支、输尿管等结构。

2. 简述会阴部的血液供应和神经支配。

答：会阴部的动脉主要来自阴部内动脉，神经支配来自阴部神经。阴部内动脉是髂内动脉的分支，除发出肛动脉至坐骨肛门窝外，主干前行至尿生殖膈后缘处分为会阴动脉进入会阴浅隙，本干向前入会阴深隙，分为阴茎（或阴蒂）背动脉和阴茎（或阴蒂）深动脉二终支。静脉与同名动脉伴行，汇入阴部内静脉。阴部神经发出肛神经、会阴神经和阴茎背神经至会阴部。

（四）问答题

1. 试述男、女性骨盆和会阴的异同点。

答：男、女性骨盆均由后方的骶骨、尾骨和两侧的髋骨借左、右骶髂关节、骶尾联合、耻骨联合及韧带连接而成。男、女骨盆的性别差异非常显著，甚至在胎儿时期的耻骨弓就有明显性别差异。骨盆的性别差异与其功能有关，虽然骨盆的主要功能是运动和负重，但女性骨盆还要适合分娩的需要。因此，男性骨盆窄而长，上口为心形，下口窄小，耻骨下角为70°~75°；女性骨盆外形短而宽，上口近似圆形，盆腔浅呈圆柱状，容积大，下口前、后径和横径均较宽，耻骨下角较大，可达90°~100°。会阴是指在盆膈以下封闭骨盆下口的全部软组织结构，分为前方的尿生殖区和后方的肛区，男女性会阴的境界一致：前端为耻骨联合；后端为尾骨尖；两侧为坐骨结节，前外侧为耻骨下支和坐骨下支，以会阴股沟和股部分界；后外侧为骶结节韧带，以臀大肌下缘和臀部分界。肛区结构的性别差异较小，其中主要结构为肛管末段及坐骨直肠窝。男、女尿生殖区的基本结构相似，但由于生殖器的不同，也有一些变化，男性尿生殖区有尿道纵行穿过，女性尿生殖区有尿道和阴道纵行穿过。

（王慧）

第十二章

遗传与生殖

一、遗 传 定 律

【学习要点】

掌握：

1. 性状(相对性状、显性性状及隐性性状)、遗传因子、基因、等位基因(纯合子和杂合子)、基因型、表现型、同源染色体、非同源染色体、连锁及互换等基本概念及其相互关系。

2. 分离率、自由组合率和连锁互换率的基本内容及其与减数分裂的关系。

3. 染色体理论。

熟悉： 反向推导法——从性状的传递规律反推出其物质决定因素(遗传因子→基因)的存在及其传递规律。

【内容要点】

1. 遗传学三大基本定律包括分离率、自由组合率和连锁互换率。

2. 遗传定律的细胞学基础是减数分裂,分离率描述了分布在同源染色体上的决定一对性状的等位基因在减数分裂的第一次分裂后随着同源染色体的分离而分离,该等位基因所决定的性状发生分离,即表现在杂合子中的显性基因(决定的显性性状)和隐性基因(决定的隐性性状)分别进入两个子细胞中;自由组合率描述了分布在非同源染色体上的决定两对(及两对以上)性状的基因在减数分裂中随着非同源染色体的自由组合进入不同的子细胞,即在减数分裂的第一次分裂后,这些基因对应决定的性状组合呈现在不同的子细胞中;连锁互换率描述的是分布在同源染色体上的决定两对(及两对以上)性状的基因在减数分裂的第一次分裂中可以相互链锁着进入同一个细胞(即连锁),这两对基因决定的性状也可以分别进入两个不同的子细胞(即互换),但随着它们之间的相对距离的远近不同,交叉互换的概率有很大的不同,即两个基因相距越近,共同进入同一个子细胞的概率就越大,反之,两个基因相距越远,分开进入两个子细胞的概率就越大,互换率就越高。

二、单基因遗传疾病

【学习要点】

掌握：

1. 遗传病、先天性疾病和家族性疾病的基本概念及其相互关系。

2. 系谱、先证者的基本概念,系谱绘制中所使用的符号,系谱分析的方法。

3. 常染色体显性遗传(AD)的典型特征和各亚型(完全显性、不完全显性、共显性、不规则显性、延迟显性等)的基本概念、常染色体隐性遗传(AR)的特征和常染色体隐性遗传中的常见问题、X 连锁显性遗传(XD)的特征、X 连锁隐性遗传(XR)的特征及 Y 连锁的遗传特征。

4. 单基因病的发病风险计算。

熟悉：

1. 遗传病的分类(染色体遗传病、单基因遗传病、多基因遗传病、体细胞遗传病和线粒体遗传病)。

2. 单基因遗传分析的各种因素(拟表型、遗传异质性、基因多效性、限性遗传、从性遗传、遗传早现和同一基因的不同位点突变可引起不同的遗传类型)的基本概念。

【内容要点】

1. 单基因遗传病的系谱作为单基因病遗传方式分析的依据。根据遗传方式可将单基因病分为常染色体显性遗传(AD)、常染色体隐性遗传(AR)、X 连锁显性遗传(XD)、X 连锁隐性遗传(XR)及 Y 连锁遗传。

2. 在常染色体显性遗传病分析的过程中，区分常染色体显性遗传的亚型(完全显性、不完全显性、共显性、不规则显性、延迟显性等)，并注意单基因遗传病分析的各种因素(拟表型、遗传异质性、基因多效性、限性遗传、从性遗传、遗传早现和同一基因的不同位点突变可引起不同的遗传类型)。

3. 常染色体隐性遗传的发病分析是本章节的难点，也是重点。在掌握概率知识的基础上，以确定基因型的个体为出发点，结合家系，推导子代发病风险。

三、表观遗传学

【学习要点】

掌握：

1. 表观遗传的概念。

2. 表观遗传现象的修饰机制(DNA 甲基化、组蛋白修饰、非编码 RNA)。

了解：

1. 已知的表观遗传现象(基因组印记、染色质重塑、X 染色质等)。

2. 表观遗传的相关疾病(脆性 X 染色体综合征、Rett 综合征等)。

【内容要点】

1. 不依赖细胞内 DNA 的序列信息，而基因表达发生可遗传改变的现象称为表观遗传。表观遗传改变从 3 个层面上调控基因的表达：①DNA 修饰：DNA 共价结合一个修饰基团，使具有相同序列的等位基因处于不同的修饰状态；②蛋白修饰：通过对特殊蛋白修饰或改变蛋白的构象实现对基因表达的调控；③非编码 RNA 的调控：RNA 可通过某些机制实现对基因转录的调控以及对基因转录后的调控。

2. DNA 甲基化是由 DNA 甲基转移酶将 S-腺苷甲硫氨酸上的甲基转移至 CpG 岛胞嘧啶核苷酸的第 5 个碳原子，而形成 5-mC 的过程。DNA 甲基化存在两种方式：维持性甲基化和从头性甲基化。

3. 组蛋白修饰包括甲基化、乙酰化、磷酸化、泛素化、SUMO 化、脯氨酸异构化、ADP 核糖基化以及脱亚氨基反应。其中，组蛋白的乙酰化、磷酸化和泛素化可以活化基因表达；相反，甲基化和 SUMO 化多抑制基因的表达。

4. 表观遗传学现象包括基因组印迹、体细胞重新编程、X 染色体失活等。其中，父源和母源的基因组在个体发育中的作用存在差异，这种现象称为基因组印迹。基因组印迹的分子机制与印迹基因 DNA 中 CpG 岛的甲基化密切相关，即父源与母源基因组的部分基因的 DNA 甲基化修饰存在差异。

【习题】

(一) 选择题

A1 型题

1. 男女发病概率均等，同胞发病率为 1/4 的遗传病为

　　A. AR　　　　　　B. AD　　　　　　C. XR　　　　　　D. XD　　　　　　E. YR

2. 由母亲遗传的遗传病是
   A. 线粒体病   B. XD   C. XR   D. 从性遗传   E. 表观遗传

3. 多指症为
   A. AR   B. AD   C. XR   D. XD   E. 线粒体病

4. 一个男性患者其所有的女儿均发病的遗传方式是
   A. AR   B. AD   C. XR   D. XD   E. 线粒体病

5. 丈夫为红绿色盲,妻子正常并且家族中无发病史。如生育,子女患色盲的概率为
   A. 1/2   B. 1/4   C. 2/3   D. 3/4   E. 0

6. 属于二级亲属的个体是
   A. 同胞   B. 子女   C. 叔姑舅姨   D. 表兄妹   E. 父母

7. 遗传病是指
   A. 先天性疾病   B. 家族性疾病   C. 罕见的疾病
   D. 不可医治的疾病   E. 遗传物质改变引起的疾病

8. 存在交叉遗传和隔代遗传的遗传病是
   A. X 连锁显性遗传   B. Y 连锁隐性遗传   C. X 连锁隐性遗传
   D. 常染色体显性遗传   E. 常染色体隐性遗传

9. 在世代间连续传递,而无性别分布差异的遗传病类型为
   A. AR   B. AD   C. XR   D. XD   E. Y 连锁遗传

10. 患者正常同胞中有 2/3 为致病基因携带者的遗传病为
    A. AD   B. AR   C. XD   D. XR   E. Y 连锁遗传

11. 短指和白化病分别为 AD 和 AR,并且基因不在同一条染色体上。现有一个家庭,父亲为短指,母亲正常,而儿子为白化病。该家庭再生育,其子女为短指白化病的概率为
    A. 1/2   B. 1/4   C. 3/4   D. 1/8   E. 3/8

12. Huntington 舞蹈症为常染色体显性遗传病。如其外显率为 90%,一个杂合型患者与正常人婚配,他们的子女中发病概率为
    A. 50%   B. 45%   C. 75%   D. 25%   E. 100%

13. 表观遗传学发生机制**不包括**
    A. DNA 甲基化修饰   B. DNA 乙酰化修饰   C. 组蛋白磷酸化修饰
    D. 组蛋白泛素化修饰   E. 组蛋白甲基化修饰

14. 多在男性发病的智力低下疾病是
    A. Turner 综合征   B. 脆性 X 染色体综合征   C. Down 综合征
    D. 猫叫综合征   E. klinefelter 综合征

15. 患者同胞中 2/3 为携带者的遗传病为
    A. AR   B. AD   C. XR
    D. XD   E. 线粒体遗传

16. 早秃的遗传病类型为
    A. 完全显性   B. 不完全显性   C. 不规显性
    D. 从性显性   E. 限性遗传

17. 遗传学上属于三级亲属的个体是
    A. 同胞   B. 子女   C. 叔姑舅姨   D. 表兄妹   E. 爷孙

18. 高度近视是一种 AR 遗传,其发病率为 1/10 000。一个其父为高度近视而母亲无病史的正常男性与群体中正常女性婚配,其子女为高度近视的可能性为
    A. 0   B. 1/4   C. 1/200   D. 1/400   E. 1/800

19. 一个男性患有血友病(XR),其亲属**不可能**患病的为
    A. 姨表兄弟 　　　　　B. 外祖父、外祖母 　　　　C. 叔、伯、姑
    D. 同胞兄弟 　　　　　E. 舅、姨

20. 秃顶是从性显性,主要为男性发病。现有一女性秃顶患者与正常男性婚配,其后代的情况是
    A. 所有子女正常 　　　B. 所有女儿秃顶 　　　　C. 所有儿子秃顶
    D. 一半女儿秃顶1/400 　E. 一半儿子秃顶

21. 一个其父血型为 A 而自己血型为 B 的男性,与一个其母血型为 A 而自己血型为 B 的女性婚配,其子女的血型为
    A. AB 　　　B. B 或 O 　　　C. B 　　　D. O 　　　E. A

22. 杂合子女性患者的子女中各有 50% 的可能为该病患者,符合
    A. AR 　　　　　　　B. AD 　　　　　　C. XR
    D. XD 　　　　　　　E. 线粒体遗传

23. 表型正常的一对夫妇,婚后生育了一个患有苯丙酮尿症的儿子,这对夫妇的基因型为
    A. PP 和 Pp 　　B. Pp 和 Pp 　　C. pp 和 Pp 　　D. pp 和 PP 　　E. PP 和 PP

24. 哺乳类基因启动子中 CpG 岛的胞嘧啶被哪种修饰,可沉默该基因
    A. 硫酸化 　　B. 磷酸化 　　C. 乙酰化 　　D. 甲基化 　　E. 泛素化

25. 染色质重塑过程中,核小体中 H3 和 H4 组蛋白 N 端被哪种方式修饰,可导致基因转录受阻
    A. 硫酸化 　　B. 磷酸化 　　C. 乙酰化 　　D. 甲基化 　　E. 泛素化

26. 男性患者的女儿全是患者,儿子全都正常,这种遗传方式是
    A. Y 连锁遗传 　　B. AR 　　C. AD 　　D. XR 　　E. XD

27. 不同的基因突变产生同一个性状,属于
    A. 基因多效性 　　　B. 拟表型 　　　　C. 动态突变
    D. 遗传异质性 　　　E. 遗传印记

28. 性状决定基因位于常染色体上,由于基因表达的性别限制,性状只在一种性别上表现的现象属于
    A. 基因多效性 　　　B. 拟表型 　　　　C. 限性遗传
    D. 遗传异质性 　　　E. 遗传印记

29. 一个基因决定或影响多个性状,称为
    A. 基因多效性 　　B. 拟表型 　　C. 动态突变 　　D. 遗传异质性 　　E. 遗传印记

30. 血友病 A 属于
    A. 常染色体显性遗传病 　　B. 常染色体隐性遗传病 　　C. X 连锁显性遗传病
    D. X 连锁隐性遗传病 　　　E. Y 连锁遗传病

31. 抗维生素 D 佝偻病属于
    A. 常染色体显性遗传病 　　B. 常染色体隐性遗传病 　　C. X 连锁显性遗传病
    D. X 连锁隐性遗传病 　　　E. Y 连锁遗传病

32. 性状决定基因位于常染色体上,但由于性别的差异而表现性状的男女性别比例存在差异的现象属于
    A. 基因多效性 　　　B. 拟表型 　　　　C. 限性遗传
    D. 遗传异质性 　　　E. 从性遗传

33. 人群中女性患者较男性患者多一倍,但病情较男性患者轻的单基因遗传病是
    A. AR 　　B. AD 　　C. XR 　　D. XD 　　E. Y 连锁遗传

34. 组蛋白的一种修饰与异染色质形成及基因转录受抑制相关,这种修饰是
    A. 甲基化 　　B. 氨基化 　　C. 磷酸化 　　D. 硫酸化 　　E. 羟基化

35. 母亲是红绿色盲,父亲正常,他们所生育的三儿一女中色盲个数是

A. 0　　　　　　B. 1　　　　　　C. 2　　　　　　D. 3　　　　　　E. 4

B1 型题(配伍题)

(36~39 题共用备选答案)

A. 自由组合规律　　　　B. 分离规律　　　　　C. 连锁与互换规律

D. 完全连锁遗传　　　　E. 不完全连锁遗传

36. 在生殖细胞形成的过程中,同源染色体分离的细胞学基础是

37. 在生殖细胞形成的过程中,非同源染色体自由组合的细胞学基础是

38. 同一条染色体上的基因相伴随遗传,连锁的基因不发生交换称为

39. 同一条染色体上的基因相伴随遗传,连锁的基因发生部分交换称为

(40~45 题共用备选答案)

A. 常染色体显性遗传　　　B. 常染色体隐性遗传　　　C. X 连锁显性遗传

D. X 连锁隐性遗传　　　　E. Y 连锁遗传

40. 色盲属于

41. 短指属于

42. 白化病属于

43. 抗维生素 D 佝偻病属于

44. 甲型血友病属于

45. 外耳道多毛症属于

(46~50 题共用备选答案)

A. 男性不将有关基因传给女儿　　　　B. 女性患者的父亲一定是患者

C. 女性患者的父母都是携带者　　　　D. 女性患者的父母之一是患者

E. 女性患者多于男性患者

46. 常染色体显性遗传

47. 常染色体隐性遗传

48. X 染色体显性遗传

49. X 染色体隐性遗传

50. Y 连锁遗传

(51~55 题共用备选答案)

A. 1/8 可能是携带者　　　　B. 1/4 可能是携带者　　　　C. 1/3 可能是携带者

D. 1/2 可能是携带者　　　　E. 肯定是携带者

51. 白化病患者表兄

52. 白化病患者父亲

53. 白化病患者祖父

54. 白化病基因携带者的表兄

55. 白化病患者表型正常兄弟的子女

(56~60 题共用备选答案)

A. 不完全显性　　B. 完全显性　　C. 不规则显性　　D. 共显性　　E. 延迟显性

56. MN 血型系统属于

57. 多指 A 型属于

58. 并指 Ⅰ 型属于

59. 软骨发育不全属于

60. Huntington 舞蹈症属于

（61~63 题共用备选答案）

    A. A 型　　　　　　　　　　B. B 型　　　　　　　　　　C. AB 型

    D. O 型　　　　　　　　　　E. A 型或 O 型

61. 一个 O 型血的人与基因型为 $I^A i$ 的人结婚，子女的血型可能是

62. 一个 A 型血的男人和一个 AB 型血的女人结婚，子女**不可能**出现的血型是

63. 基因型为 $I^A I^A$ 和基因型为 $I^B I^B$ 的人结婚，子女可能的血型是

A2 型题（病历摘要型最佳选择题）

64. 男，40 岁，结肠黏膜上分布大量小型息肉，成群密集，达 120 多个。大便带黏液血便、便次增多、消瘦、乏力、贫血及腹痛，诊断应是

    A. 先天性巨结肠　　　　　　B. 消化性溃疡　　　　　　　C. 多发性家族性息肉病

    D. 色素沉着肠道息肉综合征　　E. Lynch 综合征

65. 女，35 岁，强直性肌营养不良，肌无力。其子 10 岁，肌张力低下，严重肌无力且发育迟缓。其母 55 岁出现肌无力，但症状较轻，这是

    A. 不完全显性　　　　　　　B. 遗传早现　　　　　　　　C. 遗传异质性

    D. 可变的表现度　　　　　　E. 从性遗传

66. 男，32 岁，视网膜无色素，虹膜和瞳孔呈现淡粉色，畏光。头部、上肢、眉毛及头发都呈白色，诊断为白化病，其遗传方式为

    A. 常染色体显性遗传　　　　B. 常染色体隐性遗传　　　　C. X 连锁显性遗传

    D. X 连锁隐性遗传　　　　　E. Y 连锁遗传

67. 女，5 岁，2 岁多时有一肋骨外翻，肌张力低下，关节韧带松弛，腹部膨大如蛙腹。动作发育迟缓，肝脾肿大，易腹泻。诊断为抗维生素 D 佝偻病，**不是**其遗传特点的是

    A. 人群中女性患者比男性患者约多一倍，但临床症状较轻

    B. 患者双亲之一为患者，如果双亲没有患者，可能为新生突变

    C. 男性患者的所有女儿均为患者，而所有儿子均正常

    D. 系谱表现为连续传代现象

    E. 男性患者的双亲都无病，其致病基因来自携带者母亲

68. 男，24 岁，5 岁时发病，行走缓慢，步行呈鸭步，易跌倒，双侧腓肠肌假性肥大，因呼吸衰竭、肺部感染及心力衰竭死亡，诊断其为假性肥大型肌营养不良，其遗传方式为

    A. 常染色体显性遗传　　　　B. 常染色体隐性遗传　　　　C. X 连锁显性遗传

    D. X 连锁隐性遗传　　　　　E. Y 连锁遗传

69. 男，45 岁，中度贫血，检查为网织红细胞增高，同时脾肿大，检测为球形红细胞增多，诊断为遗传性球形红细胞增多症，其妻正常，其子女可能为患者的概率是

    A. 100%　　　　B. 1/2　　　　C. 1/4　　　　D. 1/8　　　　E. 2/3

70. 女，14 岁，下前牙先天缺失，眶距稍宽，唇红部偏左有轻度凹陷，在上下单尖牙近中软组织处见多条粗大的系带，舌尖呈分叶状，腭部略高拱，下唇内侧黏膜探及多个盲管，最深的达 1cm。右手中指示指的长度几乎相等。患者的母亲和姐姐也有相同症状，但较轻。诊断为口面指综合征 Ⅰ 型，下列为其遗传特征的是

    A. 患者同胞有 1/2 为患者　　　　　　　　B. 男女发病机会均等

    C. 致病基因位于常染色体上　　　　　　　D. 致病基因位于 Y 染色体上

E. 男性患者的所有女儿均为患者,所有儿子正常

71. 女,68 岁,左下肢疼痛,左小腿出现紫癜,后扩散至左大腿以及右下肢,遂至就诊,查出凝血常规示 APTT 105.5 秒,PT、TT、纤维蛋白原均正常;D- 二聚体 793μg/L;凝血因子Ⅷ 0.15%(正常值 50%~150%)、凝血因子Ⅸ 32.1%(50%~150%);血常规示白细胞 14.1×10⁹/L。应考虑其可能为

A. 血小板功能缺陷　　　　B. 血友病　　　　　　　　C. 巨大血小板综合征

D. X 连锁低 γ 球蛋白血症　　E. 葡萄糖 -6- 磷酸脱氢酶缺乏症

72. 男,40 岁,全身渐进性出现囊性丘疹、结节,躯干会阴部有密集的雀斑样斑点。背部及大腿均见 5cm×3cm 大小的咖啡色斑。颌下、手足、躯干有黄豆大小圆顶状包块数个,颈后见蚕豆大小带蒂状包块,双前臂伸侧、右肩呈雀蛋大小包块 7 个,触之均如疝样。后腰部有鹅蛋大小带蒂状囊性包块。活检组织病理检查符合神经纤维瘤。诊断神经纤维瘤病。以下**不为**其遗传特征的是

A. 患者双亲之一为患者,如果双亲无患者,患者为新生突变个体

B. 患者同胞有 1/2 为患者

C. 由于致病基因位于常染色体上,致病基因的遗传与性别没有关系,男女发病机会均等

D. 男女发病的机会均等,患者的兄弟姐妹中约 1/4 的人患病

E. 具有连续传代的特征

73. 男,6 天,为第 1 胎,出生情况良好,哺乳正常,第三日出现呕吐,渐而拒乳。比同龄黄疸加深。检查吸吮反射减弱,觅食反射减弱。白细胞 11.0×10⁹/L,中性 60%,淋巴 40%,红细胞 5.6×10¹²/L,Hb140g/L,网织红细胞 1.2%,血小板 160×10⁹/L。尿比重 1.022~1.026,尿蛋白(±),尿糖(++),尿黏液酸实验(+),血糖 2.60mmol/L。确诊为半乳糖血症,其父母均正常,如其父母再生一个小孩发病的概率是

A. 2/3　　　　B. 3/4　　　　C. 1/4　　　　D. 1/8　　　　E. 100%

A3 型题(病历组型最佳选择题)

(74~76 题共用题干)

男,9 岁,在 5~6 岁开始发病,表现为双侧下肢无力,走路呈鸭形步态。腓肠肌假性肥大。从卧位到站位表现有 Gower 征。患儿大舅儿时也有类似症状并在 12 岁下肢瘫痪,心肌受损,20 岁死于呼吸衰竭及心力衰竭。患儿另一个舅舅和姨妈正常,患儿父母、同胞弟弟和两个妹妹表型正常。经临床确诊该患儿所患疾病为假肥大性肌营养不良 Duchenne 型。

74. 本家系假肥大性肌营养不良症遗传方式

A. 常染色体显性遗传　　　B. 常染色体隐性遗传　　　C. X 连锁显性遗传

D. X 连锁隐性遗传　　　　E. Y 连锁遗传

75. 患者母亲的基因型

A. AA　　　B. Aa　　　C. aa　　　D. XᴬXᵃ　　　E. XᵃXᵃ

76. 患者父亲的基因型

A. AA　　　B. Aa　　　C. aa　　　D. XᴬY　　　E. XᵃY

(77~78 题共用题干)

12 岁和 15 岁两个男孩身高均超过各自年龄段的上限,四肢和手指细长,哥哥有轻度脊柱侧凸,二尖瓣功能障碍。父亲死于突发性大动脉破裂,祖母于 50 岁死亡,死因不详。他们有两个叔叔和一个姑姑,一个叔叔死于心血管疾病,另一个叔叔健在。姑姑双侧晶状体脱位,其父和祖母也有类似问题。

77. 根据病人的临床表现,初步诊断是

A. Marie 综合征　　　　B. Lesch-Nyhan 综合征　　　C. Marfan 综合征

D. 休门病　　　　　　　E. G-6-PD 缺乏病

78. 该家系中疾病的遗传方式是

A. 常染色体显性遗传　　　B. 常染色体隐性遗传　　　C. X 连锁显性遗传

D. X 连锁隐性遗传　　　　　　E. Y 连锁遗传

（79~81 题共用题干）

男,43 岁,头顶部一片光秃,仅枕部及两侧部仍保留剩余的发缘。脱发处头皮光滑,并患有腹股沟疝,临床诊断为早秃。

79. 该病的遗传方式是

A. 常染色体显性遗传　　　　B. 常染色体隐性遗传　　　　C. X 连锁显性遗传

D. X 连锁隐性遗传　　　　　　E. Y 连锁遗传

80. 该病属于

A. 拟表型　　　　　　　　　B. 基因多效性　　　　　　　C. 限性遗传

D. 从性遗传　　　　　　　　E. 遗传异质性

81. 其与一正常的女性结婚,子女的发病率是

A. 1/2　　　　　B. 1/4　　　　　C. 1/8　　　　　D. 2/3　　　　　E. 100%

（82~83 题共用题干）

女,1 岁 7 个月。因智能动作发育倒退,伴双手拧绞样动作 8 个月入院。G1P1,足月顺产,无外伤史。母乳喂养,满月会笑,3 个月翻身,6 个月会坐并能分辨陌生人、熟人,10 个月可扶物站立及行走。11 个月后出现智能及动作发育倒退,表现为注意力不集中,失去应人能力,对外界声、光等刺激不应答。查体:体格发育正常,五官端正,面无表情,眼神茫然无目的,对呼唤、引逗等外界刺激无反应。四肢肌张力正常,病理反射未引出。头颅 CT、头颅 MRI、脑电图、染色体核型分析均未发现异常。

82. 诊断考虑为

A. Rett 综合征　　　　　　　　　　B. 脆性 X 染色体综合征

C. Prader-Willi/Angelman 综合征　　　D. Wiskott-Aldrich 综合征

E. Pelizaeus-Merzbacher 综合征

83. 该病的病因为

A. 高频率（CCG）n 的重复引起 CpG 甲基化,使基因 FMR1 沉默

B. 甲基化 CpG 结合蛋白 2 基因突变

C. X 染色体失活

D. 染色体 15q11-13 的中间发生缺失

E. 21- 三体

（二）名词解释

1. 同源染色体

2. 染色体学说

3. 等位基因

4. 纯合子

5. 连锁互换定律

6. 单基因遗传病

7. 共显性遗传

8. 延迟显性

9. 拟表型

10. 遗传异质性

11. 基因多效性

12. 限性遗传

13. 从性遗传

14. 遗传早现

15. 表观遗传学

(三) 简答题

1. X 连锁隐性遗传(病)有何特征?

2. X 连锁显性遗传(病)有何特征?

3. 常染色体隐性遗传(病)有何特征?

4. 常染色体显性遗传(病)有何特征?

5. 减数分裂有何意义?

6. 单基因遗传病的遗传方式有哪些? 各自的特点?

7. 如何从系谱特征上区分显性遗传病和隐性遗传病?

8. 两个 AB 血型的个体结婚,他们的后代可能的基因型有哪些? 可能出现哪些血型,比例如何? 不可能出现哪种血型?

(四) 问答题

1. 遗传学三大定律在生殖的什么阶段发生? 其细胞学基础是什么?

2. siRNA 和 miRNA 的主要异同点。

3. 表观遗传疾病与基因病之间的区别。

【参考答案】

(一) 选择题

1. A	2. A	3. B	4. D	5. E	6. C	7. E	8. C	9. B	10. B
11. E	12. B	13. B	14. B	15. A	16. D	17. D	18. C	19. C	20. C
21. B	22. D	23. B	24. D	25. D	26. D	27. D	28. C	29. A	30. D
31. C	32. E	33. D	34. A	35. D	36. B	37. A	38. D	39. E	40. D
41. A	42. B	43. C	44. D	45. E	46. D	47. C	48. E	49. B	50. A
51. B	52. E	53. C	54. A	55. C	56. D	57. D	58. B	59. A	60. E
61. E	62. B	63. C	64. C	65. D	66. D	67. E	68. D	69. B	70. E
71. B	72. D	73. C	74. D	75. D	76. D	77. C	78. A	79. A	80. D
81. B	82. A	83. B							

(二) 名词解释

1. 同源染色体:是指二倍体生物的细胞中大小、形状和结构相同或相似的一对染色体,它们分别来自父方和母方。

2. 染色体学说:孟德尔在研究果蝇的眼睛颜色过程中,发现决定果蝇性状的基因按照一定顺序直线地排列在染色体上,从而认定染色体是基因的载体。

3. 等位基因:一对同源染色体上位点相同、控制相对性状的基因称为等位基因。

4. 纯合子:在体细胞中,同源染色体的相同位点上基因完全相同的个体称为纯合子。

5. 连锁互换定律:即在形成生殖细胞的过程中,同一条染色体上的基因作为一个单位进行传递,称为连锁律,而一对同源染色体上的不同对等位基因之间可以发生交换,称为交换律或互换律。

6. 单基因遗传病:是指受一对等位基因控制的遗传病。

7. 共显性遗传:指一对等位基因之间没有显性与隐性的区别,杂合子的两个基因均表现性状。

8. 延迟显性:指某些带有显性致病基因的杂合体,在生命的早期不表现出相应性状,当发育到一定年龄时,致病基因的作用才表现出来。

9. 拟表型(phenocopy):是指在动物胚胎发育过程中,个体的基因型未发生变化,而由于外界环境条件的变化而产生的类似于某个特定基因突变的表型,这种由环境因素引起的表型称为拟表型。

10. 遗传异质性(genetic heterogeneity):指一种遗传性状可以由多个不同的基因突变所引起。

11. 基因多效性(pleiotropy):指一个基因产生多种表型效应的现象,可以表现为基因的初级效应和次级效应。

12. 限性遗传(sex-limited inheritance):一般是指常染色体上的基因,不管其性质是显性的还是隐性的,由于性别限制(这种情况较多是属于解剖结构或性激素分泌方面的差异和限制),只在一种性别得以表现,而在另一性别完全不能表现,但这些基因都可以向后代传递,这种遗传方式就称为限性遗传。

13. 从性遗传(sex-conditioned inheritance):是指常染色体上的基因在不同性别中表现性状的比率存在差异的现象。

14. 遗传早现:是指某种遗传病在连续世代中,发病年龄逐代提前并且症状逐代加重的现象。

15. 表观遗传学:基因表达模式在细胞世代间可以遗传,并不依赖细胞内 DNA 的序列信息。这种 DNA 序列不发生变化,而基因表达发生可遗传改变的现象称为表观遗传(epigenetics)。

(三) 简答题

1. X 连锁隐性遗传(病)有何特征?

答:①男性患者远多于女性患者,系谱中的病人几乎都是男性;②男性患者的双亲都无病,其致病基因来自携带者母亲;③表现为交叉遗传,即男性患者的 X 连锁致病基因来自母亲,并传给女儿的遗传方式;④表现为隔代遗传,即一家三代人中第一代和第三代出现类似的表型,而第二代则未出现该表型的现象。

2. X 连锁显性遗传(病)有何特征?

答:①人群中女性患者较男性患者多约一倍,但病情较男性患者轻;②患者双亲之一必为该病患者;③男性患者的女儿全是患者,儿子全都正常;④杂合子女性患者的子女中各有 50% 的可能为该病患者;⑤连续遗传。

3. 常染色体隐性遗传(病)有何特征?

答:①致病基因位于常染色体上,男女发病机会均等;②系谱中患者呈现散发分布,无连续遗传现象;③患者双亲均为表型正常的致病基因携带者,患者同胞中 1/4 可能为患者,患者表型正常的同胞中 2/3 可能为致病基因携带者;④近亲婚配时,子女中隐性遗传病发病比例升高。

4. 常染色体显性遗传(病)有何特征?

答:①致病基因位于常染色体上,男女患病机会均等;②患者双亲中必有一方为患者,但绝大多数为杂合子,患者同胞中约 1/2 为患者;③系谱中可见连续遗传现象;④双亲无病时,子女一般无病(除非发生新的突变)。

5. 减数分裂有何意义?

答:①使有性生殖生物体的染色体数目世代保持恒定。②同源染色体配对、交换重组、非同源染色体自由组合形成了众多的由不同等位基因组合组成的配子,增加了变异性,扩大了后代的变异范围,增强了个体对环境的适应性。③为分离率、自由组合率和连锁互换率的细胞学基础。

6. 单基因遗传病的遗传方式有哪些? 各自的特点?

答:依据遗传方式的不同,单基因遗传病可分为常染色体显性、常染色体隐性、X 连锁(显性和隐性)、Y 连锁遗传病 4 类。各种类型的特点:①常染色体显性:致病基因位于常染色体上,杂合子即表现发病,家系中可见连续几代发病。②常染色体隐性:致病基因位于常染色体上,纯合子发病,杂合子不发病为携带者,家系中患者是散发的。③X 连锁遗传:致病基因位于 X 染色体上,发病有性别差异,有交叉遗传。如果女性纯合子发病,杂合子不发病,而家系中一般为男性患病,为 X 连锁隐性遗传病;如果女性杂合子发病,女性患者多于男性,家系中可见连续几代发病,为 X 连锁显性遗传病。④Y 连锁遗传病致病基因位于 Y 染色体上,疾病从男性传给男性。

7. 如何从系谱特征上区分显性遗传病和隐性遗传病?

答:显性遗传病具有连续遗传的特点,病人的父母中至少一人患病,病人的子女有 1/2 的发病机会。而隐性遗传病没有连续遗传的现象,病例常散发,病人的父母和子女一般不发病。

8. 两个 AB 血型的个体结婚,他们的后代可能的基因型有哪些? 可能出现哪些血型,比例如何? 不可能出现哪种血型?

答:可能出现的基因型有 I^AI^A,I^BI^B,I^AI^B,出现的血型有 A 型,AB 型,B 型;比例为 $1:2:1$。不可能出现 O 型血。

(四) 问答题

1. 遗传学三大定律在生殖的什么阶段发生? 其细胞学基础是什么?

答:发生阶段:①分离定律,是位于同一对同源染色体上的等位基因,具有一定的独立性,生物体在进行减数分裂形成配子时,等位基因会随着同源染色体的分开而分离,分别进入到两个配子中,独立地随配子遗传给后代。②自由组合定律,位于非同源染色体上的非等位基因的分离或组合是互不干扰的;在减数分裂过程中,同源染色体上的等位基因彼此分离的同时,非同源染色体上的非等位基因自由组合。③连锁互换定律,位于同一条染色体上的不同基因,常常连在一起进入配子;在减数分裂形成四分体时,位于同源染色体上的等位基因有时会随着非姐妹染色单体的交换而发生交换,因而产生了基因的重组,因此说遗传学三大定律发生在生殖的减数分裂配子形成阶段。细胞学基础:①分离定律,同源染色体的彼此分离是基因分离定律的细胞学基础。②自由组合定律,非同源染色体的自由组合是基因自由组合定律的细胞学基础。③连锁互换定律,同源染色体的染色单体之间交叉互换是连锁互换定律的细胞学基础。

2. siRNA 和 miRNA 的主要异同点。

答:相同点:①二者的长度都在 22nt 左右。②二者都依赖 Dicer 酶的加工,是 Dicer 的产物,所以具有 Dicer 产物的特点。③二者生成都需要 Argonaute 家族蛋白存在。④miRNA 和 siRNA 合成都是由双链的 RNA 或 RNA 前体形成的。不同点:①miRNA 是内源性的,是生物体基因的表达产物,而 siRNA 是外源性的,来源于病毒感染、转座子或转基因靶点。②miRNA 是由非完全互补的发卡状双链 RNA,经 Drosha 和 Dicer 酶加工而成,而 siRNA 是由完全互补的长双链 RNA,经 Dicer 酶剪切而成。③miRNA 多是通过抑制多个靶基因的蛋白质合成发挥作用,而 siRNA 特异地降解靶基因的 mRNA,导致基因表达沉默。

3. 表观遗传疾病与基因病之间的区别。

答:①表观遗传疾病不涉及 DNA 序列的变化,基因病涉及 DNA 序列的改变。②表观遗传疾病通过细胞分裂将 DNA 或染色质的化学修饰传递给子代细胞,并控制基因表达。而基因病通过细胞分裂将突变基因传递给子代,控制基因表达。③表观遗传疾病是可逆性的基因表达调节,基因病是不可逆性的基因表达调节。④表观遗传疾病是从 3 个层面上调控基因的表达,即 DNA 修饰,DNA 共价结合一个修饰基团,使具有相同序列的等位基因处于不同的修饰状态;蛋白修饰,通过对特殊蛋白修饰或改变蛋白的构象实现对基因表达的调控;非编码 RNA 的调控,RNA 可通过某些机制实现对基因转录的调控以及对基因转录后的调控。而基因病仅从 1 个层面上调控基因的表达。

(胡晓岩　赵凌宇　黄辰)

第十三章

生殖系统药理学

一、性激素类药物及避孕药

【学习要点】

掌握：

1. 雄激素类药物、同化激素类药物和抗雄激素类药物的药理作用和临床应用。

2. 雌激素类药物、抗雌激素类药氯米芬和他莫昔芬的药理作用和临床应用。

3. 绒毛膜促性腺激素、尿促性素、戈那瑞林、西曲瑞克的药理作用和临床应用。

4. 甾体避孕药的药理作用、机制及不良反应。

熟悉：

1. 雄激素类药物、同化激素类药物和抗雄激素类药物的代表药物。

2. 雌激素类药物、抗雌激素类药的代表药物。

3. 孕激素类药物的代表药物,掌握其药理作用和临床应用,了解其不良反应。

4. 避孕药的类型。

了解：

1. 雄激素类药物、同化激素类药物和抗雄激素类药物的不良反应。

2. 雌激素类药物、抗雌激素类药氯米芬和他莫昔芬的不良反应。

3. 米非司酮药理作用和临床应用。

4. 常用避孕药的用法。

【内容要点】

1. 雄激素类药物(睾酮、丙酸睾酮等)能促进男性器官及副性器官的发育和成熟,促进男性生殖功能;促进蛋白质合成;提高骨髓造血功能;增强免疫;调节心血管系统。临床用于:①睾丸功能不全;②功能性子宫出血;③晚期乳腺癌;④贫血;⑤虚弱。同化激素类药物(苯丙酸诺龙等)男性化作用较弱,以同化作用为主,主要用于蛋白质同化或吸收不良,或蛋白质分解亢进或损失过多的病例。常用的抗雄激素药有环丙孕酮和非那雄胺。

2. 雌激素类药物(雌二醇、炔雌醇等)促进女性性器官的发育和成熟,维持女性第二性征,参与形成月经周期,较大剂量可抑制排卵、抑制乳汁分泌及抗雄激素,能增加骨骼的钙盐沉积。临床用于:①绝经期综合征;②卵巢功能不全和闭经;③功能性子宫出血;④回乳及乳房胀痛;⑤晚期乳腺癌;⑥前列腺癌;⑦避孕;⑧痤疮。抗雌激素类药临床常用氯米芬和他莫昔芬。

3. 孕激素类药物(黄体酮、甲羟孕酮、炔诺酮等)促进子宫内膜由增殖期转为分泌期,有利于受精卵的着床和胚胎发育;降低子宫对缩宫素的敏感性;促进乳腺腺泡发育;抑制排卵;并可升高体温。临床用于:①避孕;②功能性子宫出血;③痛经和子宫内膜异位症;④先兆流产和习惯性流产;⑤子宫内膜腺癌、前列腺肥大和前列腺癌。不良反应较少,但黄体酮有时可致生殖器畸形,炔诺酮等可引起肝功能障碍。抗孕激素类药物米非司酮具有抗早孕作用。

4. 甾体避孕药多为不同类型的雌激素和孕激素配伍组成的复方。通过负反馈机制抑制排卵;抑制子宫内膜正常增殖而抗着床;增加宫颈黏液黏稠度,不利于精子进入宫腔;还能影响子宫和输卵管平滑肌的正常活动等。常用的有短效口服避孕药、长效口服避孕药、长效注射避孕药、事后避孕药、探亲避孕药、避孕药缓释系统以及多相片剂等。其他避孕药包括:外用避孕药(孟苯醇醚等),在阴道内杀灭精子;男性避孕药(棉酚),可使精子数量减少,直至无精子。

二、促性腺激素类药物

【学习要点】

掌握:绒毛膜促性腺激素、尿促性素的药理作用和临床应用。

熟悉:促性腺激素类药物的代表药物。

了解:绒毛膜促性腺激素、尿促性素的不良反应。

【内容要点】

绒毛膜促性腺激素对女性促进和维持黄体功能,使其合成孕激素,促进卵泡生成和成熟,模拟生理性促黄体生成素高峰而促发排卵。对男性垂体功能不足者,使其产生雄激素,促使睾丸下降和男性第二性征的发育、成熟。临床用于:①不孕症;②女性黄体功能不足、功能性子宫出血、妊娠早期先兆流产、习惯性流产;③隐睾症、男性性功能减退。

三、促性腺激素释放激素类药物及其拮抗药物

【学习要点】

掌握:戈那瑞林、西曲瑞克的药理作用和临床应用。

熟悉:促性腺激素释放激素类药物、促性腺激素拮抗药物的代表药物。

了解:戈那瑞林、西曲瑞克的不良反应。

【内容要点】

促性腺激素释放激素类药物(戈那瑞林等)为促黄体生成素释放激素,能刺激垂体合成和释放促性腺激素。常用促性腺激素释放激素拮抗剂包括西曲瑞克和阿贝瑞克。

四、作用于子宫平滑肌的药物

【学习要点】

掌握:

1. 缩宫素、麦角生物碱类对子宫平滑肌的作用,临床应用及注意事项。

2. 利托君、硫酸镁、钙通道阻滞药、前列腺素合成酶抑制剂和缩宫素受体阻滞药的药理作用。

3. 前列腺素药物的药理作用及临床应用。

熟悉:

1. 子宫平滑肌兴奋药的分类。

2. 子宫平滑肌抑制药的代表药物和临床应用。

【内容要点】

1. 子宫平滑肌兴奋药缩宫素、麦角生物碱由于药物种类不同、用药剂量不同,以及子宫生理状态的不同,可引起子宫节律性或强直性收缩,分别用于催产、引产、产后止血或产后子宫复原,临床应用须严格掌握适应证。

2. 与生殖系统有关的前列腺素有前列腺素 E_2、前列腺素 $F_{2\alpha}$ 和 15- 甲基前列腺素 $F_{2\alpha}$ 等,它们对妊娠各期的子宫都有显著的兴奋作用,临床用于抗早、中期妊娠,足月引产,过期妊娠、先兆子痫及胎儿宫内生长迟缓时的引产,也可用于葡萄胎和死胎的引产。

3. 子宫平滑肌抑制药,又称抗分娩药,可抑制子宫平滑肌收缩,使收缩力减弱,收缩节律减慢,主要用于防治早产。包括 β_2 肾上腺素受体激动药(利托君)、硫酸镁、钙通道阻滞药、前列腺素合成酶抑制药(吲哚美辛)和缩宫素受体拮抗药(阿托西班)。

五、影响性功能的药物

【学习要点】

掌握:中枢激动(启动)剂、中枢调节(促进)剂、外周激动(启动)剂和外周调节(促进)剂的药理作用及应用。

熟悉:治疗勃起功能障碍的药物分类及代表药物。

了解:性功能抑制剂药物种类。

【内容要点】

1. 治疗男性勃起功能障碍的药物包括:①中枢激动(启动)剂(阿朴吗啡):作用于下丘脑性活动中枢,激动 DA_2 受体;②中枢调节(促进)剂(育亨宾):通过改善中枢神经系统内环境,促进或增强勃起功能;③外周激动(启动)剂(前列腺素 E_1):作用于外周神经系统启动并促进勃起;④外周调节(促进)剂(酚妥拉明、西地那非):通过改变局部或周围神经系统的内环境,促进或增强勃起功能。

2. 临床上许多常用药物对性功能产生很强的抑制作用,包括镇静和催眠药、抗精神病药、抗抑郁药、阿片类及人工合成镇痛药、食欲抑制药物、利尿药、β 肾上腺素能受体阻滞药、调血脂药、激素类药物、抗组胺药、抗胆碱类药和抗肿瘤药物等。减少剂量或停药后,性功能一般可改善或恢复。

【习题】

(一) 选择题

A1 型题(单句型最佳选择题)

1. 大剂量缩宫素禁用于催产的原因是

    A. 引起子宫底部肌肉节律性收缩　　　　　B. 可引起子宫强直性收缩

    C. 子宫无收缩　　　　　　　　　　　　　D. 导致冠状血管收缩

    E. 导致血压升高

2. 麦角胺用于治疗偏头痛的机制是

    A. 降低血压　　　　　B. 局部麻醉作用　　　　　C. 直接收缩血管

    D. 抑制致痛物质产生　　E. 中枢镇痛

3. 主要用于贫血、再生障碍性贫血和老年骨质疏松症的治疗的激素是

    A. 同化激素类　　　　B. 孕激素类　　　　　　　C. 甲状腺激素类

    D. 皮质激素类　　　　E. 雌激素类

4. 雄激素类药物**不具有**的药理作用是

A. 同化作用　　　　　　B. 治疗睾丸功能不全　　　　C. 缓解晚期乳腺癌的症状

D. 治疗痤疮　　　　　　E. 兴奋骨髓造血功能

5. 下列属于天然雌激素的是

A. 戊酸雌二醇　　　　　B. 雌二醇　　　　　　　　　C. 雌三醇

D. 炔雌醚　　　　　　　E. 己烯雌酚

6. 雌激素在临床**不用于**

A. 绝经期综合征　　　　B. 晚期乳腺癌　　　　　　　C. 功能性子宫出血

D. 绝经期前乳腺癌　　　E. 前列腺癌

7. **不可以**使用口服甾体类避孕药避孕的疾病是

A. 胃及十二指肠溃疡　　B. 癫痫　　　　　　　　　　C. 帕金森病

D. 支气管炎　　　　　　E. 急、慢性肝炎

8. 复方甲地孕酮片避孕的主要作用机制是

A. 抑制卵巢黄体分泌激素

B. 干扰子宫内膜正常增殖,不利于受精卵着床

C. 使宫颈黏液变得更黏稠,精子不易进入子宫腔

D. 通过负反馈机制,抑制卵巢排卵

E. 影响子宫和输卵管的正常活动

9. 下列对雌激素描述,**错误的**是

A. 使子宫内膜增殖变厚　　　　　　B. 促进女性性器官发育成熟

C. 可用于治疗先兆流产　　　　　　D. 可用于治疗功能性子宫出血

E. 抑制乳汁分泌

10. 垂体后叶素内含

A. 加压素　　　　　　　B. 缩宫素　　　　　　　　　C. 加压素和缩宫素

D. 去甲肾上腺素和缩宫素　E. 胰岛素和加压素

11. 他莫昔芬主要用于

A. 功能性子宫出血　　　B. 月经紊乱　　　　　　　　C. 晚期乳腺癌

D. 不孕　　　　　　　　E. 多囊卵巢

12. 下列属于短效口服避孕药的是

A. 复方炔诺孕酮二号片　B. 复方炔雌醚片　　　　　　C. 复方炔诺酮片

D. 甲地孕酮片　　　　　E. 复方次甲氯地孕酮片

13. 下列对探亲避孕药的描述,**错误的**是

A. 常用药有大剂量炔诺酮、甲地孕酮等

B. 每月只需服药一次

C. 不受月经周期限制

D. 不能作为长期避孕措施

E. 使子宫内膜发生各种功能和形态变化,不利于孕卵着床

14. 避孕药的不良反应**不包括**

A. 增加子宫内膜癌发生概率　　　　B. 类早孕反应

C. 凝血功能亢进　　　　　　　　　D. 子宫不规则出血

E. 月经失调

15. 下列对黄体酮作用的描述,**错误的**是

A. 促使子宫内膜由增殖期转为分泌期　　B. 促使乳腺腺泡发育

C. 抑制卵巢排卵　　　　　　　　　　　D. 促进女性性器官的发育成熟

E. 轻度升高体温作用

16. 关于麦角新碱对子宫平滑肌作用的描述,**错误的**是
    A. 妊娠较未孕子宫对麦角新碱更敏感　　　B. 作用较缩宫素强而持久
    C. 临产时最敏感　　　D. 剂量稍大可引起子宫强直性收缩
    E. 小剂量可用于催产和引产

17. 孕激素类药物临床常用于
    A. 老年阴道炎　　　B. 晚期乳腺癌　　　C. 再生障碍性贫血
    D. 先兆流产　　　E. 绝经期综合征

18. 属于 19- 去甲基睾酮类的药物是
    A. 羟孕酮　　　B. 甲地孕酮　　　C. 氯地孕酮
    D. 己酸羟孕酮炔诺酮　　　E. 炔诺孕酮

19. 下列**不是**性功能兴奋剂的是
    A. 阿朴吗啡　　　B. 普萘洛尔(心得安)　　　C. 酚妥拉明
    D. 前列腺素 E_1　　　E. 西地那非

20. 关于西地那非描述**错误的**是
    A. 通过改善中枢神经系统内环境,促进或增强勃起功能
    B. 可用于治疗器质性男性勃起功能障碍
    C. 可用于治疗心理性男性勃起功能障碍
    D. 是磷酸鸟苷特异性 5 型磷酸二酯酶的选择性抑制药
    E. 能增加海绵体内 cGMP 水平,松弛海绵体平滑肌

21. 长期应用雄激素类药物时,下列说法**错误的**是
    A. 引起水、钠潴留　　　B. 导致女性病人男性化现象
    C. 导致男性病人女性化现象　　　D. 前列腺癌病人禁用
    E. 抑制男性病人性功能

22. 通过作用于外周神经系统,影响勃起功能及射精,发挥抑制性功能作用的药物是
    A. 苯巴比妥　　　B. 西咪替丁　　　C. 芬氟拉明(氟苯丙胺)
    D. 度冷丁　　　E. 丙米嗪

23. 麦角生物碱类**不用于**催产和引产的原因是
    A. 妊娠子宫对其敏感性低
    B. 对于子宫体和子宫颈的兴奋作用无明显差别
    C. 作用较弱
    D. 起效缓慢
    E. 可升高血压

24. 雌激素的不良反应**不包括**
    A. 恶心,食欲不振　　　B. 子宫内膜过度增生　　　C. 水钠潴留
    D. 胆汁瘀积性黄疸　　　E. 白细胞减少

25. 关于长效口服避孕药的服药时间正确的描述是
    A. 月经周期任何一天　　　B. 必须在排卵后　　　C. 月经来潮的第 5 天
    D. 必须在排卵前　　　E. 必须在排卵期

26. 下列对棉酚的描述,**错误的**是
    A. 是一种广泛使用的口服男用避孕药
    B. 能破坏睾丸精上皮细胞,导致精子畸形、死亡
    C. 停药以后可逐渐恢复生育功能

D. 能引起低血钾肌无力症和永久性无精子症

E. 可用于治疗妇科疾病

27. 下列对黄体酮体内过程的描述,正确的是

   A. 体内代谢少   B. 需采用注射给药   C. 口服给药容易吸收

   D. 血浆蛋白结合率低   E. 主要以原形形式经肾排泄

28. 下列对氯米芬的描述,正确的是

   A. 有较强的雌激素活性

   B. 抑制卵巢雌激素的合成,发挥抗雌激素作用

   C. 可用于治疗无排卵的不孕症

   D. 激动下丘脑的雌激素受体,促进性激素分泌

   E. 阻断下丘脑的雌激素受体,减少促性腺激素分泌

29. 下列对性激素的描述,**错误的**是

   A. 包括天然和人工合成两大类   B. 天然类主要由性腺所分泌

   C. 性激素受体位于细胞膜上   D. 大部分具有甾体化学结构

   E. 常用的避孕药大多属于性激素制剂

30. 下列对性功能**没有**抑制作用的药物是

   A. 氢氯噻嗪   B. 普萘洛尔(心得安)   C. 利血平

   D. 辛伐他汀   E. 前列腺素 E_1

B1 型题(配伍题)

(31~34 题共用备选答案)

   A. 己烯雌酚   B. 地塞米松   C. 苯丙酸诺龙   D. 炔诺酮片   E. 丙酸睾酮

31. 属于雄激素类药物的是

32. 属于同化激素类药物的是

33. 属于雌激素类药物的是

34. 属于抗着床避孕药的是

(35~38 题共用备选答案)

   A. 垂体后叶素   B. 麦角新碱   C. 缩宫素   D. 前列腺素   E. 麦角胺

35. 可用于治疗尿崩症的是

36. 可用于治疗偏头痛的是

37. 较大剂量用于产后止血,但作用不持久的是

38. 直接兴奋子宫平滑肌,作用强且快,但禁用于催产和引产的是

(39~41 题共用备选答案)

   A. 抑制排卵   B. 促进蛋白质合成   C. 抗孕卵着床

   D. 降低精子活力或杀死精子   E. 促使子宫内膜增殖变厚

39. 大剂量甲地孕酮

40. 复方炔诺酮片

41. 壬苯醇醚

(42~46 题共用备选答案)

   A. 环丙孕酮   B. 米非司酮   C. 氯米芬   D. 阿托西班   E. 西曲瑞克

42. 属于抗雄激素类药物的是

43. 属于雌激素受体调节药的是
44. 属于孕激素受体阻滞药的是
45. 属于促性腺激素释放激素拮抗剂的是
46. 属于缩宫素受体阻滞药的是

(47~51 题共用备选答案)

　　A. 下丘脑性闭经所致不育　　　　　　B. 垂体功能低下所致男性不育
　　C. 慢性再生障碍性贫血　　　　　　　D. 先兆流产
　　E. 青春期痤疮

47. 甲睾酮可用于治疗
48. 炔雌醇可用于治疗
49. 黄体酮可用于治疗
50. 戈那瑞林可用于治疗
51. 绒毛膜促性腺激素可用于治疗

(52~53 题共用备选答案)

　　A. 前列腺素　　　　　　B. 甲睾酮　　　　　　C. 甲羟孕酮
　　D. 己烯雌酚　　　　　　E. 垂体后叶素

52. 长期大量应用而能增加阴道癌和宫颈癌的发生率的药物是
53. 女性病人长期应用可出现男性化的药物是

(54~56 题共用备选答案)

　　A. 复方炔诺酮片　　　　　　B. 复方炔雌醚片　　　　　　C. 复方己酸孕酮注射液
　　D. 左炔诺孕酮片　　　　　　E. 甲地孕酮片

54. 避孕失败后 72 小时内服一片,12 小时后再服一片的避孕药是
55. 从月经来潮当天算起,第 5 天服一片,最初两次间隔 20 天,以后每月服一次,每次一片的避孕药是
56. 同居当晚或事后服用,14 日以内必须连服 14 片的避孕药是

(57~59 题共用备选答案)

　　A. 利托君　　B. 硫酸镁　　C. 吲哚美辛　　D. 阿托西班　　E. 硝苯地平
57. 选择性作用于 β_2 受体,使子宫平滑肌松弛的药物是
58. 抑制前列腺素酶,减少前列腺素合成和释放,抑制子宫收缩的药物是
59. 通过阻滞钙通道,抑制钙内流,抑制子宫平滑肌收缩的药物是

(60~63 题共用备选答案)

　　A. 非那雄胺　　B. 环丙孕酮　　C. 米非司酮　　D. 环氧司坦　　E. 他莫昔芬
60. 干扰孕酮与受体结合,发挥抗孕激素作用的药物是
61. 抑制 3β- 羟甾脱氢酶,从而抑制孕酮合成的药物是
62. 抑制 5α- 还原酶,抑制外周睾酮转化为二氢睾酮,有抗雄激素作用的药物是
63. 与二氢睾酮竞争雄激素受体,发挥抗雄激素作用的药物是

(64~65 题共用备选答案)

　　A. 睾丸功能不全　　　　　　B. 功能性子宫出血　　　　　　C. 晚期乳腺癌

101

    D. 贫血   E. 回乳及乳房胀痛

64. 雄激素类药物<u>不能</u>用于治疗

65. 孕激素类药物可用于治疗

A2 型题(病历摘要型最佳选择题)

66. 女,孕1产0,足月临产,宫口开大5cm,无头盆不称,诊断:协调性子宫乏力,正确的处理方法是

    A. 人工破膜后,推注催产素   B. 人工破膜后,滴注催产素

    C. 人工破膜后,滴注麦角新碱   D. 等待产程自然进展

    E. 剖宫产

67. 女,16岁,近1年月经周期 7~10/15~20 天,量多,此次月经持续 12 天未净,基础体温单相,下列止血最合适的药物(方法)是

    A. 孕激素   B. 雌激素   C. 雌激素 + 孕激素

    D. 氨甲苯酸(止血芳酸)   E. 诊断性刮宫

68. 女,50岁,近半年出现月经异常:周期紊乱,经量减少,并伴有潮热、出汗、心悸、头晕、失眠、水肿和烦躁等症状,无其他病史,替代治疗合适的激素是

    A. 雌激素   B. 孕激素   C. 雄激素

    D. 绒毛膜促性腺激素   E. 同化激素

69. 女,30岁,口服避孕药3年,近半年经量逐渐减少,此次45天未来月经。排除怀孕。B超检查显示子宫略小,子宫内膜发育不良。诊断:长期服用避孕药引起的闭经。首选的治疗药物是

    A. 己烯雌酚   B. 苯丙酸诺龙   C. 丙酸睾酮

    D. 氯米芬   E. 米非司酮

70. 女,28岁,停经40余天,尿绒毛膜促性腺激素呈阳性,诊断:宫内早孕,现行药物流产术,临床常用的药物是

    A. 米非司酮   B. 米索前列醇

    C. 米非司酮配伍米索前列醇   D. 天花粉蛋白

    E. 他莫昔芬

71. 产后50天持续血性恶露,腰腹重坠,子宫较同期产褥期子宫大而软,呈后倾位,诊断:子宫复旧不全。可选的治疗药物是

    A. 环氧司坦   B. 利托君   C. 米非司酮

    D. 地诺前列酮   E. 麦角流浸膏

72. 妊娠26周,血压为 150/100mmHg,水肿,蛋白尿 ++,诊断:妊娠高血压综合征,首选的治疗药物是

    A. 天花粉蛋白   B. 硫酸镁   C. 缩宫素

    D. 黄体酮   E. 绒毛膜促性腺激素

73. 女,28岁,因担心药物对胎儿性器官的发育会产生不利影响,在计划怀孕前半年停服了甾体避孕药,她还可选择的避孕药物是

    A. 炔诺酮双相片   B. 复方乙酸羟孕酮注射液

    C. 壬苯醇醚   D. 棉酚

    E. 左炔诺孕酮

74. 男,3岁,双侧隐睾症,血清中睾酮和促黄体生成素水平较低,采取内分泌治疗,首选的治疗药物是

    A. 促性腺激素释放激素 + 绒毛膜促性腺激素

    B. 雄激素 + 绒毛膜促性腺激素

    C. 促性腺激素释放激素 + 雄激素

    D. 同化激素 + 雄激素

    E. 同化激素 + 绒毛膜促性腺激素

75. 女,28岁,游泳运动员,采用"人工月经周期"来调整月经期,使其躲过比赛期,首选药物是

    A. 甲羟孕酮 + 甲睾酮   B. 甲睾酮 + 己烯雌酚   C. 甲羟孕酮 + 炔诺酮

    D. 己烯雌酚 + 炔雌醇   E. 己烯雌酚 + 甲羟孕酮

A3 型题(病历组型最佳选择题)

(76~78 题共用题干)

28 岁已婚女性,停经 61 天,阴道少量流血两天,色鲜红,伴轻度下腹阵发性疼痛。体格检查:血压 102/63mmHg,心律规律,心率 81 次 / 分,心音有力,腹部微隆起,下腹部有压痛。妇科检查:外阴发育正常,阴道通畅,有少许鲜红色出血,子宫口闭,宫颈着色,质软,子宫前倾前屈,如孕八周大小,软,活动好。尿绒毛膜促性腺激素呈阳性;B 超:子宫前位,如孕八周大小,宫腔内可见一 22mm×18mm 大小的孕囊,内可见少许胎芽,并可见原始心管搏动。

76. 该患者最可能的诊断是

    A. 先兆流产   B. 不全流产   C. 完全流产

    D. 难免流产   E. 以上均不是

77. 进一步检查,发现是黄体功能不足引起的,可选用的治疗药物是

    A. 甲睾酮   B. 黄体酮   C. 炔雌醇

    D. 苯丙酸诺龙   E. 垂体后叶素

78. 下列治疗原则**错误的**是

    A. 绝对卧床休息   B. 待症状消失后适当活动

    C. 早期应用绒毛膜促性腺激素   D. 应用利托君,抑制子宫平滑肌收缩

    E. 尽量避免一切能引起子宫收缩的刺激

(79~80 题共用题干)

女性,48岁,以"月经淋漓不净20余天"入院。既往月经正常,近半年周期缩短,未治疗。性激素六项正常,尿绒毛膜促性腺激素呈阴性,血常规:正常。B 超:子宫内膜厚 1.3cm,子宫肌瘤 2.1cm×2.4cm,双侧附件未见异常。诊刮术后病理报告为子宫内膜单纯性增生。

79. 该患者最可能的诊断是

    A. 更年期月经紊乱   B. 不全流产   C. 更年期功能性子宫出血

    D. 黄体发育不全   E. 黄体萎缩不全

80. 该患者首选的止血方法是

    A. 刮宫   B. 肌注黄体酮   C. 大量雌激素止血

    D. 子宫切除   E. 肌注甲睾酮

(81~83 题共用题干)

某孕妇,G2P1(孕 2 产 1),因停经 7 个多月,无痛性、无诱因的阴道流血 1 天,增多 2 小时后急诊入院。孕妇既往月经规律,孕期定期产检,查体:P112 次 / 分,BP98/61mmHg,宫底剑突下 3 横指,臀先露,胎心 140 次 / 分,可扪及不规律宫缩。初步诊断:先兆早产。临床处理:密切注意阴道流血情况。绝对卧床休息,左侧卧位改善子宫胎盘血液循环。保胎:抑制宫缩。

81. 下列**不具有**抑制宫缩作用的药物是

    A. β_2 肾上腺素受体激动药   B. 前列腺素合成酶抑制药   C. 钙通道阻滞药

    D. 麦角新碱   E. 硫酸镁

82. 医生结合患者血糖偏高的病情,选用的保胎药物是硫酸镁,最合理的给药途径是

    A. 吸入   B. 静滴   C. 口服   D. 外敷   E. 皮下注射

83. 在连续使用硫酸镁时,下列**不必要**的工作是

    A. 检查腱反射　　　　　B. 应备钙剂　　　　　　C. 应备肾上腺素

    D. 监测胎儿心率改变　　E. 监测尿量和呼吸情况

(84~85 题共用题干)

初产妇,40 周妊娠,规律宫缩 19 小时,查:宫口开大 6cm,宫缩减弱,20~30 秒 /6~7 分钟。9 小时后复查,宫口仍开大 6 cm,骨盆外测量正常范围,胎心率 135~150 次 / 分,规律。诊断:宫缩乏力活跃期延长。

84. 首选的处理措施

    A. 催产素静脉点滴　　　B. 立即进行剖宫手术　　C. 等待自然分娩

    D. 鼓励产妇进食、休息　　E. 肌注哌替啶

85. 分娩后,该孕妇又因宫缩乏力出现产后出血,在按摩子宫的同时,**不可**选用的止血药物是

    A. 缩宫素　　　　　　　B. 米索前列醇　　　　　C. 前列腺素 E_2

    D. 麦角新碱　　　　　　E. 阿托西班

(二) 名词解释

1. 同化激素

2. 事后避孕药

3. 子宫平滑肌兴奋药

4. 抗雌激素类药物

5. 性功能兴奋剂

6. 甾体避孕药

7. 抗分娩药

(三) 简答题

1. 简述孕激素类药物的临床应用。

2. 简述绒毛膜促性腺激素的临床应用。

3. 简述戈那瑞林的临床应用。

4. 简述缩宫素对子宫平滑肌的作用特点。

5. 简述西地那非作用机制及应用。

6. 简述甾体避孕药的不良反应。

7. 为何麦角新碱不能用于催产、引产?

(四) 问答题

1. 试述甲睾酮的药理作用和临床应用。

2. 试述炔雌醇的临床应用。

3. 试述甾体避孕药的组成、药理作用及机制。

4. 试述麦角生物碱类的药理作用和临床应用。

5. 试述注射硫酸镁的药理作用及应用。

6. 试述抑制性功能的药物有哪些。

7. 举例说明抗早孕药及抗早产药物分类及其作用机制。

【参考答案】

(一) 选择题

1. B	2. C	3. A	4. D	5. B	6. D	7. E	8. D	9. C	10. C
11. C	12. C	13. B	14. A	15. D	16. E	17. D	18. E	19. B	20. A
21. E	22. B	23. B	24. E	25. C	26. A	27. B	28. C	29. C	30. E
31. E	32. C	33. A	34. D	35. A	36. E	37. C	38. B	39. C	40. A

41. D	42. A	43. C	44. B	45. E	46. D	47. C	48. E	49. D	50. A
51. B	52. D	53. B	54. D	55. B	56. E	57. A	58. C	59. E	60. C
61. D	62. A	63. B	64. E	65. B	66. B	67. C	68. A	69. D	70. D
71. E	72. B	73. C	74. A	75. E	76. A	77. B	78. D	79. C	80. B
81. D	82. B	83. C	84. A	85. E					

(二) 名词解释

1. 同化激素:合成的以同化作用为主、雄激素样作用较弱的睾酮衍生物。

2. 事后避孕药:用于无避孕措施或避孕失败后预防妊娠的补救措施。常用的有左炔诺孕酮和米非司酮。

3. 子宫平滑肌兴奋药:一类选择性直接兴奋子宫平滑肌的药物,包括垂体后叶素类、麦角生物碱类和前列腺素类。

4. 抗雌激素类药物:一类具有抑制或减弱雌激素作用的药物,临床常用氯米芬和他莫昔芬。

5. 性功能兴奋剂:能兴奋或增强性功能的药物,临床主要用于治疗勃起功能障碍。

6. 甾体避孕药:由不同类型的雌激素和孕激素配伍组成,通过抑制排卵和改变子宫内膜形态等机制阻碍受孕的一类药物。

7. 抗分娩药:又称子宫平滑肌抑制药,可抑制子宫平滑肌收缩,使收缩力减弱,收缩节律减慢,主要用于防治早产。

(三) 简答题

1. 简述孕激素类药物的临床应用。

答:①避孕;②功能性子宫出血;③痛经和子宫内膜异位症;④先兆流产和习惯性流产;⑤子宫内膜腺癌、前列腺肥大和前列腺癌。

2. 简述绒毛膜促性腺激素的临床应用。

答:①不孕症;②女性黄体功能不足、功能性子宫出血、妊娠早期先兆流产、习惯性流产;③隐睾症、男性性功能减退。

3. 简述戈那瑞林的临床应用。

答:①下丘脑性闭经所致不育、原发性卵巢功能不足,特别是对氯米芬无效的患者;②小儿隐睾症及雄激素过多、垂体肿瘤等;③激素依赖性前列腺癌和乳腺癌;④体外受精先用大剂量 GnRH 类似物抑制内源性 GnRH 分泌,再用外源性 GnRH 诱导多个卵子同步发育成熟,以便收集供体外受精之用。

4. 简述缩宫素对子宫平滑肌的作用特点。

答:①小剂量缩宫素(2~5U)加强子宫(特别是妊娠末期的子宫)的节律性收缩,使收缩振幅加大,张力稍增加,而对子宫颈产生松弛作用,其收缩的性质与正常分娩相似,促进胎儿娩出。大剂量缩宫素(5~10U)引起子宫强直性收缩。②体内雌、孕激素水平影响子宫平滑肌对缩宫素的敏感性,雌激素可提高敏感性,孕激素则降低敏感性。妊娠早期,体内孕激素水平高,雌激素水平低,子宫对缩宫素敏感性低,可保证胎儿安全发育;妊娠后期雌激素水升高,子宫对缩宫素敏感性增加,临产时子宫最为敏感,有利于胎儿娩出。分娩后子宫对缩宫素的敏感性又逐渐降低。

5. 简述西地那非作用机制及应用。

答:西地那非是环磷酸鸟苷特异性 5 型磷酸二酯酶的选择性抑制药,使得海绵体内平滑肌松弛,海绵窦扩张,血液流入而使阴茎勃起。用于治疗器质性或心理性勃起功能障碍(ED)。

6. 简述甾体避孕药的不良反应。

答:①类早孕反应;②子宫不规则出血;③月经失调;④乳汁减少;⑤凝血功能亢进;⑥肝功能轻度损伤等。

7. 为何麦角新碱不能用于催产、引产?

答:麦角生物碱类直接兴奋子宫平滑肌,作用强而持久,剂量稍大即引起子宫体和子宫颈强直性收缩,因此不宜用于催产和引产。

（四）问答题

1. 试述甲睾酮的药理作用和临床应用。

答：药理作用：①能促进男性器官及副性器官的发育和成熟,促进男性生殖功能；②促进蛋白质合成；③提高骨髓造血功能；④增强免疫；⑤调节心血管系统。临床应用：①睾丸功能不全；②功能性子宫出血；③晚期乳腺癌；④贫血；⑤虚弱。

2. 试述炔雌醇的临床应用。

答：①绝经期综合征；②卵巢功能不全和闭经；③功能性子宫出血；④回乳及乳房胀痛；⑤晚期乳腺癌；⑥前列腺癌；⑦避孕；⑧痤疮

3. 试述甾体避孕药的组成、药理作用及机制。

答：组成：甾体避孕药由不同类型的雌激素和孕激素配伍组成。药理作用及机制：①抑制排卵：外源性雌激素和孕激素通过负反馈机制抑制下丘脑促性腺激素释放激素的释放,从而减少卵泡生成激素分泌,使卵泡的生长成熟过程受到抑制,同时孕激素又抑制黄体生成激素释放,阻碍卵子的成熟和排卵。②改变子宫内膜形态：孕激素有抗雌激素作用,干扰子宫内膜正常增殖,腺体少而内膜萎缩,不适宜受精卵的着床。③还可干扰生殖过程的其他环节：可能影响子宫和输卵管的正常活动,以致受精卵不能适时地到达子宫；使宫颈黏液变得更黏稠,精子不易进入子宫腔,影响卵子受精。

4. 试述麦角生物碱类的药理作用和临床应用。

答：药理作用：①兴奋子宫；②收缩血管；③阻断 α 受体。临床应用：①子宫出血；②产后子宫复原；③治疗偏头痛；④中枢抑制作用。

5. 试述注射硫酸镁的药理作用及应用。

答：药理作用：①镁离子有中枢抑制作用；可拮抗钙离子在神经-肌肉接头处的活性,抑制运动神经末梢释放 Ach,阻断神经肌肉接头的传递,使骨骼肌松弛；②扩张血管,降低血压；③直接作用于子宫平滑肌,使其松弛。

应用：①抗惊厥作用；②妊娠期间应用硫酸镁可防治早产、妊娠高血压综合征及子痫发作。

6. 试述抑制性功能的药物有哪些。

答：①作用于中枢神经系统的药物：镇静和催眠药、精神病药、抗抑郁药、阿片类及人工合成镇痛药、食欲抑制药物；②利尿药；③β 肾上腺素受体阻滞药；④调血脂药；⑤激素类药物；⑥抗组胺药；⑦抗胆碱类药；⑧抗肿瘤药物。

7. 举例说明抗早孕药及抗早产药物分类及其作用机制。

答：①用于抗早孕的药物有抗孕激素类药物(米非司酮)、前列腺素类药物(前列腺素 E₂)及天花粉蛋白。作用机制：抗孕激素类药物通过干扰孕酮与受体结合或抑制其合成发挥抗早孕作用。前列腺素类药物对妊娠各期的子宫都有显著的兴奋作用,能增强子宫平滑肌的节律性收缩,同时使子宫颈平滑肌松弛。天花粉蛋白能直接作用于胎盘绒毛膜合体滋养层细胞,使之变性坏死,阻断胎盘血液循环,导致胎儿死亡分娩；同时使胎盘激素产生下降,而使子宫平滑肌对前列腺素反应敏感,并使子宫产生大量前列腺素,引起宫缩。②临床应用的抗早产药为子宫平滑肌抑制药,包括 β₂ 肾上腺素受体激动药(利托君)、硫酸镁、钙通道阻滞药(硝苯地平)、前列腺素合成酶抑制药(吲哚美辛)和缩宫素受体阻滞药(阿托西班)。作用机制：β₂ 肾上腺素受体激动药选择性作用于子宫平滑肌 β₂ 受体,使子宫平滑肌松弛,抑制子宫收缩。硫酸镁直接作用于子宫平滑肌,使其松弛。钙通道阻滞药通过阻断钙通道,抑制钙内流,抑制子宫平滑肌收缩。前列腺素合成酶抑制剂抑制前列腺素酶的活性,减少前列腺素的合成和释放,抑制子宫收缩。缩宫素受体阻滞药通过抑制缩宫素受体增加而起受体下调作用,降低缩宫素的功效,减少细胞中钙离子浓度,抑制子宫收缩,还可推迟前列腺素释放高峰,加速妊娠黄体退缩。

（鞠传霞）